前　言

　　《中医骨伤科常见病诊疗指南》（以下简称《指南》）包括髌骨骨折、髌骨软骨软化症、成人股骨头缺血性坏死、第三腰椎横突综合征、尺骨鹰嘴骨折、跟骨骨折、肩关节周围炎、锁骨骨折、肱骨干骨折、肱骨内髁骨折、肱骨内上髁炎、肱骨外科颈骨折、肱骨外髁骨折、肱骨外上髁炎、股骨干骨折、骨性关节炎、急性骶髂关节扭伤、肩关节脱位、胫腓骨骨折、肋骨骨折、梨状肌综合征、尺骨上1/3骨折合并桡骨头脱位、双踝骨折、内踝骨折、桡尺骨干双骨折、桡骨远端骨折、三踝骨折、外踝骨折、腕管综合征、腕舟骨骨折、膝关节半月板损伤、膝关节侧副韧带损伤、膝关节滑膜皱襞综合征、膝关节交叉韧带损伤、下尺桡关节脱位、先天性髋关节脱位、指屈肌腱腱鞘炎、神经根型颈椎病、腰椎管狭窄症、急性腰骶关节扭伤、肱骨髁上骨折、骨盆骨折、股骨粗隆间骨折、股骨颈骨折等44个部分。

　　本《指南》由中华中医药学会提出并发布。

　　本《指南》由中华中医药学会骨伤科分会归口。

　　本《指南》起草单位：中国中医科学院望京医院、福建中医药大学、山东文登整骨医院、长春中医药大学附属医院、佛山市中医院、河南省洛阳正骨医院、甘肃省中医院、广东省中医院珠海医院、上海中医药大学附属龙华医院、上海中医药大学附属曙光医院、广东省中医院等。

　　本《指南》起草人（按疾病顺序排列）：赵文海、闻辉、赵长伟（髌骨骨折），林定坤、曹学伟、宇飞鹏（髌骨软骨软化症），王和鸣、修忠标（成人股骨头缺血性坏死），王拥军、崔学军（第三腰椎横突综合征），赵文海、闻辉、赵长伟（尺骨鹰嘴骨折），谭远超、聂伟志（跟骨骨折），杨海韵、刘海全（肩关节周围炎），谭远超、聂伟志（锁骨骨折），杨海韵、刘海全（肱骨干骨折），刘军、秦杰（肱骨内髁骨折），刘军、秦杰（肱骨内上髁炎），赵文海、闻辉、赵长伟（肱骨外科颈骨折），刘军、秦杰（肱骨外髁骨折），刘军、秦杰（肱骨外上髁炎），谭远超、聂伟志（股骨干骨折），赵文海、闻辉、赵长伟（骨性关节炎），石关桐、石瑛（急性骶髂关节扭伤、肩关节脱位），谭远超、聂伟志（胫腓骨骨折），王和鸣、修忠标（肋骨骨折），王拥军、崔学军（梨状肌综合征），杨海韵、刘海全（尺骨上1/3骨折合并桡骨头脱位），李盛华、谢兴文（双踝骨折），李盛华、谢兴文（内踝骨折），谭远超、聂伟志（桡、尺骨干双骨折），谭远超、聂伟志（桡骨远端骨折），李盛华、谢兴文（三踝骨折），李盛华、谢兴文（外踝骨折），王拥军、崔学军（腕管综合征），王和鸣、修忠标（腕舟骨骨折），林定坤、曹学伟、宇飞鹏（膝关节半月板损伤），林定坤、曹学伟、宇飞鹏（膝关节侧副韧带损伤），石关桐、石瑛（膝关节滑膜皱襞综合征），林定坤、曹学伟、宇飞鹏（膝关节交叉韧带损伤），杨海韵、刘海全（下尺桡关节脱位），王和鸣、修忠标（先天性髋关节脱位），王拥军、崔学军（指屈肌腱腱鞘炎），朱立国、张军、于杰（神经根型颈椎病），王拥军、崔学军（腰椎管狭窄症），石关桐、石瑛（急性腰骶关节扭伤），高书图、陈献韬（肱骨髁上骨折），杨海韵、刘海全（骨盆骨折），高书图、陈献韬（股骨粗隆间骨折），高书图、陈献韬（股骨颈骨折）

　　专家指导小组成员：孙树椿、朱立国、王和鸣、肖鲁伟、张军、秦克枫。

引　言

　　《中医骨伤科常见病诊疗指南》（以下简称《指南》）的编写目的在于规范常见骨伤病证的中医临床诊断和治疗，为临床中医师提供常见骨伤病证中医常规处理策略与方法，全面提高骨伤科常见病证的中医临床疗效和科研水平。本《指南》的编写遵循科学性、实用性、严谨性原则，符合医疗法规和法律要求，具有指导性、普遍性和可参照性，可作为临床实践、诊疗规范和质量评定的重要参考依据。

　　本《指南》是国家中医药管理局政策法规与监督司立项的标准化项目之一，于2006年初开始筹备。2006年9月，骨伤科分会派员参加了第一期全国中医药标准化培训班。2006年11月，成立了《指南》编写委员会。2009年8月，《指南》正式立项，同年11月中华中医药学会骨伤科分会制订了《指南》编写计划。2010年5月上旬，编委会成员撰写完成了《指南》草稿。2010年6月上旬，《指南》编委会在中华中医药学会标准化办公室指导下，在北京召开了工作会议，讨论了《指南》草稿，确定了编写体例和编写工作程序。2010年6月下旬，编委会在听取国家标准化管理委员会专家审查和建议后，完成了《指南》初稿。2010年7月上旬，编委会向全国各省市中医骨伤科专家发出《指南》初稿的调查问卷，7月下旬在对收回的调查问卷经计算机数据处理后，再次向全国各地专家发出第二轮调查问卷。2010年8月，在北京召开了专家论证会议，对《指南》相关内容进一步审订和统一。此后，编委会根据专家意见，经过认真反复修改，于2012年6月形成《指南》定稿。

髌 骨 骨 折

1 范围

本《指南》规定了髌骨骨折的诊断、辨证和治疗。

本《指南》适用于髌骨骨折的诊断和治疗。

2 术语和定义

下列术语和定义适用于本《指南》。

髌骨骨折 patellar fracture

髌骨骨折是指发生于髌骨的骨折。髌骨骨折较常见，属于关节内骨折。髌骨骨折导致髌骨软骨面损伤，同时也使相对的股骨髌面的软骨损伤。

3. 诊断

3.1 诊断要点

3.1.1 症史

有明确外伤史。

3.1.2 症状体征

伤后膝关节前方疼痛明显，肿胀严重，压痛，皮下瘀斑，甚至出现张力性水泡，关节腔内大量积血，膝关节不能自主伸直，膝前软组织擦伤痕。查体：膝前明显压痛；无移位骨折时，膝前未必扪及凹陷；有移位骨折时，骨擦音及异常活动明显，并可扪及呈沟状凹陷的骨折端；折断分离明显时，则在膝前血肿两端处可扪及骨折块。

3.1.3 影像检查

X 线正、侧、轴位膝部摄片可明确骨折的部位、类型和移位情况。

3.2 分类

3.2.1 无移位骨折

一般是直接暴力打击或屈膝跪倒于地引起。X 线检查可见骨折断端无移位，并有纵形、横形、斜形、边缘、星状及粉碎等多种形态的骨折线出现。髌骨周围筋膜和关节囊保持完整，股骨髁关节面损伤时，可影响伸膝功能。

3.2.2 有移位骨折

多由直接暴力所致。X 线检查可见骨折断端明显分离移位，骨折线多呈横断。因髌骨上缘有股四头肌保护，故骨折常发生在中、下 1/3 处，骨折端分离，骨折远端可向前下方翻转。

3.3 鉴别诊断

3.3.1 髌骨应力性骨折

外伤史可模糊不清。关节活动后疼痛，休息后缓解。检查可见局部肿胀、压痛。X 线片早期未见骨折线，后期可见清晰的骨折线，并有骨痂形成。MRI 检查可见带状分布的骨髓水肿（T_2 加权像的高强度信号影）。

3.3.2 先天性二分裂髌骨

男性较常见，大部分患者属于"无痛性髌骨"，但当剧烈运动或膝部受击打时，膝盖可出现"有痛性分裂髌骨症"。X 线正位片可见位于髌骨上方和侧方的倾斜透亮线，这种特征性表现有助于与骨折相鉴别。

3.3.3 先天性三分裂髌骨

X 线片示髌骨上方或侧方有两个骨小块，这种特征性表现有助于与骨折相鉴别。这些骨小块拼合起来未必能组成一块完整的髌骨。

4 辨证

4.1 早期

伤后 1~2 周，肌肉、筋脉受损，血离经脉，瘀积不散而致局部肿胀、疼痛。

4.2 中期

伤后 2~3 周，虽损伤症状改善，瘀肿渐趋消退，疼痛减轻，但因瘀阻去而未尽，故疼痛减而未止。

4.3 后期

受伤 3 周后，瘀肿已消，但筋骨尚未坚实，功能尚未完全恢复，气血亏损，体质虚弱。

5 治疗

5.1 治疗原则

髌骨骨折的治疗原则是恢复伸膝功能并保持关节面的完整光滑，防止创伤性关节炎的发生和膝关节的粘连僵硬。

5.2 非手术治疗

5.2.1 手法复位外固定

5.2.1.1 复位方法

患者取仰卧位，膝伸直或屈曲 20°~30°，使关节面恢复正常解剖位置。术者站于患侧，一手拇指及食指、中指捏挤远端向上推，并固定之；另一手拇指、食指及中指挤捏近端上缘的内、外侧向下推挤，使骨折断端接近。若骨折远近端对位良好时，即可暂时固定；若手指触摸不平整或 X 线透视有前后残余移位时，以一手拇指、食指固定下陷的一端，另一手拇指、食指挤按向前突出的另一端，使之对齐，并将骨折远近端挤紧，用抱膝圈固定。若对位仍不满意者，应根据实际情况再行手法复位。

5.2.1.2 固定方法

5.2.1.2.1 抱膝圈固定：用绷带量好髌骨轮廓大小，做成圆圈，缠以棉花，用绷带缠好外层，另加长 60cm 布带四条。改良抱膝圈为在后侧垫一托板，长度由大腿中部到小腿中部，宽 13cm，厚 1cm，板中部两侧用螺丝钉固定。骨折经整复满意，置患膝于托板上，膝关节后侧及髌骨周围衬好棉垫，将抱膝圈套于髌骨周围，固定并分别捆扎在后侧托板上。若肿胀消退，可根据消肿后髌骨轮廓的大小，缩小抱膝圈，继续固定至髌骨愈合。

5.2.1.2.2 布兜弹性多头带固定：通过抱骨垫、半月状布兜弹性带、髌前长形布兜弹性带及膝后活动托板等联合对骨折进行固定。复位满意后，术者两手固定骨折远、近端，将活动夹板置于膝关节后侧，活动轴正对膝关节活动处；然后将半月形抱骨垫分别卡在髌骨上、下缘，位于两手指推挤处，用2 条胶布固定；再用半月状多头带固定远端的抱骨垫，此带稍向膝上、后方倾斜，将 5 根弹性带分别系于活动夹板的螺丝鼻上；再将另一个多头弹性带固定在近端的抱骨垫上，此带向膝下方倾斜，并将五根弹性带分别系于活动夹板的螺丝鼻上。上下端的 2~3 条弹性带可在膝旁两侧交叉，并且松紧度一致；然后，再放置髌前弹性带。此带通过抱膝圈，对骨折断端直接产生压力。弹性带必须松紧适宜，上下左右用力均匀，才能达到固定的目的。然后用绷带将膝后活动板绑于大腿及小腿上，以免滑动。

术后抬高患肢以利消肿，注意观察固定的松紧度，以不影响血液循环及无腓总神经压迫为度。最初 1 周内应 X 线透视 1~2 次，如有移位，及时矫正。

5.2.2 药物治疗

5.2.2.1 中药内治

5.2.2.1.1 早期：早期瘀血不去，皮肉筋骨失去正常濡养，使损伤处难以修复。治当破瘀行气，消

肿止痛为法。

5.2.2.1.1.1　行气活血法

主方：桃红四物汤（《医垒元戎》）加减。

常用药：桃仁、川芎、当归、赤芍、生地黄、红花、牡丹皮、制香附、延胡索。

5.2.2.1.1.2　攻下逐瘀法

主方：桃核承气汤（《伤寒论》）加减。

常用药：桃仁、桂枝、大黄、芒硝、甘草。

5.2.2.1.1.3　清热凉血法

主方：五味消毒饮（《医宗金鉴》）加减。

常用药：金银花、野菊花、蒲公英、紫花地丁、紫背天葵。

5.2.2.1.2　中期：伤损诸症经过早期治疗，肿胀消退，疼痛减轻，但瘀肿虽消而未尽，断骨虽连而未坚，其治疗以"和"法为主，具体分为和营止痛法、接骨续筋法。

5.2.2.1.2.1　和营止痛法

主方：和营止痛汤（《伤科补要》）加减。

常用药：赤芍、当归、川芎、苏木、陈皮、乳香、桃仁、川续断、乌药、没药、木通、甘草。

5.2.2.1.2.2　接骨续筋法

主方：续骨活血汤（《中医伤科讲义》）加减。

常用药：当归、赤芍、白芍、生地黄、红花、地鳖虫、骨碎补、煅自然铜、川续断、积雪草、乳香、没药。

5.2.2.1.3　后期：损伤日久，正气必虚，故后期宜采用"补"法，可分为补气养血法、补养脾胃法、补益肝肾法。此外，由于损伤日久，瘀血凝结，肌筋粘连挛缩，复感风寒湿邪，致关节酸痛、屈伸不利者颇为多见，故后期除补养法外，舒筋活络法、温通经络法也较为常用。

5.2.2.1.3.1　补气养血法

主方：八珍汤（《正体类要》）加减。

常用药：当归、川芎、白芍、熟地黄、人参、白术、茯苓、炙甘草。

5.2.2.1.3.2　补益肝肾法

主方：壮筋养血汤（《伤科补要》）加减。

常用药：白芍、当归、川芎、川续断、红花、生地黄、牛膝、牡丹皮、杜仲。

5.2.2.1.3.3　补养脾胃法

主方：补中益气汤（《内外伤辨惑论》）加减。

常用药：黄芪、人参、白术、炙甘草、当归、陈皮、升麻、柴胡、生姜、大枣。

5.2.2.1.3.4　舒筋活络法

主方：舒筋汤（《医略六书》）加减。

常用药：白芍、熟地黄、菊花、牡丹皮、牛膝、秦艽、白术、枸杞子、玉竹。

5.2.2.1.3.5　温通经络法

主方：麻桂温经汤（《伤科补要》）。

常用药：麻黄、桂枝、红花、白芷、细辛、桃仁、赤芍、甘草。

本病除按骨折三期辨证用药之外，若出现骨折迟缓愈合者，应重用接骨续伤药，如土鳖虫、自然铜、骨碎补之类；闭合骨折若合并神经损伤，在骨折复位夹板固定后，还应加入行气活血、通经活络之品，如黄芪、地龙等。

5.2.2.2　中药外治

主要有消瘀退肿的双柏膏、舒筋活血的舒筋活络膏、接骨续筋的驳骨散等。对于新伤瘀血积聚者，可选用海桐皮汤；陈伤风湿冷痛、瘀血已初步消散者，可选用上肢损伤洗方。

5.2.2.3 中成药

沈阳红药胶囊（片）口服、红药贴膏（气雾剂）：适用于早期。

伤科接骨片、接骨七厘片：适用于中期。

5.3 手术治疗

5.3.1 适应证

适用于青壮年髌骨横折，移位明显；有移位的粉碎性骨折及有移位的老年人骨折；有移位的陈旧性骨折。

5.3.2 手术方法

5.3.2.1 张力带钢丝内固定法

适用于髌骨横行骨折及下极横行骨折。

5.3.2.2 镍钛记忆合金髌骨爪法

适用于横行及粉碎性骨折。

5.3.2.3 髌骨部分切除术

适用于髌骨横断骨折、下段或上段粉碎性骨折及上下极骨折有移位者。

5.4 功能锻炼

整复后应在有效固定下，尽早进行股四头肌功能锻炼及踝、趾关节屈伸2周；然后做膝关节被动屈伸，活动范围开始时不超过15°；从第四周起，可嘱患者扶双拐，患肢不负重下地步行1~2周后，再改为单拐。根据骨折类型、对位稳定程度，以及骨折愈合情况而解除外固定，并加强膝关节功能锻炼，活动范围逐渐加大，并以患者不感觉疼痛为宜。

———————————

髌骨软骨软化症

1 范围

本《指南》规定了髌骨软骨软化症的诊断、辨证和治疗。

本《指南》适用于髌骨软骨软化症的诊断和治疗。

2 术语和定义

下列术语和定义适用于本《指南》。

髌骨软骨软化症 chondromalacia patellae

髌骨软骨软化症是指髌骨软骨面因慢性损伤而致软骨肿胀、龟裂、破碎、侵蚀、脱落，最后与之相对的股骨髁软骨也发生相同病理改变，从而形成髌骨关节的骨关节病。

3 诊断

3.1 诊断要点

3.1.1 病史

多见于女性，膝关节劳损、负重史，病程较长。

3.1.2 症状体征

发病初期只感觉膝部疲软无力，加重时髌骨深面疼痛，上下楼梯时明显，休息后疼痛消失；屈膝久坐或下蹲下跪时疼痛加重，半蹲痛是本病的重要征象。单纯髌骨软骨损伤时，无关节积液；后期形成髌骨关节病时，可即发滑膜炎而出现关节积液。病程长者，可出现股四头肌萎缩。常见体征为髌骨周缘关节面压痛。

3.1.3 特殊检查

3.1.3.1 髌骨摩擦试验

检查时，使髌骨与其相对的股骨髁间关节面互相挤压研磨或上下左右滑动，可有粗糙的摩擦感、摩擦声和疼痛不适；或检查者一手用力将髌骨推向一侧，另一手拇指按压髌骨边缘后面可引起疼痛。有关节腔积液时，浮髌试验呈阳性。

3.1.3.2 单腿下蹲试验

患者单腿持重，逐渐下蹲至90°~135°时，出现疼痛、发软、蹲下后单腿不能起立。

3.1.4 影像检查

3.1.4.1 X线检查

患膝X线正侧位及髌骨切线位片示：早期无异常；晚期因软骨大部磨损，髌骨与股骨髁部间隙变窄，髌骨和股骨髁部边缘可有骨质增生。

3.1.4.2 CT、MRI检查

X线片难以诊断时，可行MRI检查，以明确有无软骨病变，避免漏诊。

3.2 分类

3.2.1 Outerbridge 分级法

Ⅰ级：软骨微纤维化或裂痕范围小于0.5cm，局限性软化或肿胀，软骨有厚纤维形成。

Ⅱ级：关节软骨微纤维化或裂痕范围为0.5~1cm，碎裂与龟裂直径小于1.3cm。

Ⅲ级：关节软骨微纤维化或裂痕范围为1~2cm，碎裂与龟裂范围大于1.3cm。

Ⅳ级：关节软骨微纤维化或裂痕范围达2cm以上，软骨糜烂深达软骨下骨组织。

3.2.2 Cane 分度法

Ⅰ度：软骨面失去光泽，软骨肿胀，偶在中心有自深层突出的水泡样变化，出现纵行纤维，透明

基质消失，发生裂痕或龟裂。

Ⅱ度：软骨面裂痕不断加深，并深入到软骨下骨板。

Ⅲ度：大块软骨分离而造成软骨缺损，软骨床暴露或出现关节。

Ⅳ度：关节软骨大部分消失，下面骨质显露，发生骨关节炎。

3.3 鉴别诊断

3.3.1 髌下脂肪垫炎

本病变在髌下脂肪组织内，由损伤、劳损、寒湿侵袭等刺激产生疼痛，也可由关节其他组织病变继发。疼痛主要位于两侧膝眼及髌腱下方，研磨髌骨无相应症状。

3.3.2 髌腱腱围炎

髌腱腱围炎是指引起髌尖下极髌腱附着点及髌腱、腱围部疼痛的创伤性病变而言。可分为以髌尖腱起点处疼痛为主的髌尖型，即"髌尖末端病"；以髌腱部症状为主的普通型，即单纯髌腱腱围炎。也可两者兼有。主要因运动时反复牵拉或过度负荷引起。主要症状是跳痛、上下楼痛、半蹲痛、打软腿。重者跑步时痛，甚至走路痛。查体：可见股四头肌萎缩，髌腱增粗，髌尖或髌腱压痛，或可触及髌尖增生。伸膝抗阻痛阳性。本病多在屈膝90°时疼痛最重，而髌骨软骨病多在屈膝90°~135°时疼痛加重，结合病史及体征可鉴别两病。大多数患者 X 线表现为阴性，部分患者可见髌腱钙化灶或髌尖延长。

4 辨证

4.1 风寒湿证

膝关节疼痛遇寒或者阴雨天时加重，遇暖相对缓解，苔薄白或腻，脉小弦或濡。

4.2 湿热证

膝关节疼痛，膝部发热肿胀，肤色红，苔黄腻，脉滑带数。

4.3 气滞血瘀证

膝关节疼痛如刺，痛有定所，肢体麻木，关节肿硬，屈伸不利，舌紫瘀斑，脉涩沉弱。

4.4 肝肾不足证

膝关节疼痛时重时轻，劳累后加重，休息后减轻，苔薄，舌淡边有齿痕，双尺脉沉细。

5 治疗

5.1 治疗原则

以非手术治疗为主；软骨Ⅲ度以上损伤、反复疼痛、关节肿胀者，可手术治疗。

5.2 非手术治疗

5.2.1 药物治疗

5.2.1.1 中药内治

5.2.1.1.1 风寒湿证

治法：祛风散寒，除湿通络。

主方：蠲痹汤（《医学心悟》）加减。

常用药：制附子、桂枝、羌活、独活、寻骨风、海桐皮、千年健、威灵仙、当归、白术、甘草、粉防己、防风、通草等。

5.2.1.1.2 湿热证

治法：清热祛湿，舒筋通络。

主方：防己黄芪汤（《金匮要略》）加减。

常用药：防己、黄芪、怀牛膝、苍术、薏苡仁、木瓜、银花藤、木通、豨莶草、白术、炙甘草等。

5.2.1.1.3 气滞血瘀证

治法：行气活血，通络止痛。

主方：身痛逐瘀汤（《医林改错》）加减。

常用药：羌活、独活、秦艽、桃仁、红花、地龙、甘草、牛膝、防己、川芎、当归、五灵脂、制没药等。

5.2.1.1.4　肝肾不足证

治法：补肝益肾，活络止痛。

主方：独活寄生汤（《备急千金要方》）加减。

常用药：独活、寄生、秦艽、细辛、当归、熟地黄、赤芍、茯苓、怀牛膝、党参、全蝎等。

5.2.1.2　中药外治

可选用桑枝、桂枝、伸筋草、透骨草、牛膝、木瓜、乳香、没药、红花、羌活、独活、积雪草、补骨脂、淫羊藿、草薢等煎水取汁，熏洗患处，每天 1～2 次。功能温经通络，活血止痛。

5.2.1.3　中成药

复方南星止痛膏、红药贴膏（气雾剂）：适用于风寒湿证。

5.2.1.4　关节营养药物

氨基葡萄糖对帮助软骨修复有一定的作用，一般为口服剂型，5 周为一疗程。

5.2.1.5　关节腔内注射疗法

可选用激素类消炎镇痛注射液，每周 1 次，短期止痛效果较好，但只宜暂用。也可用玻璃酸钠（透明质酸钠），每周 1 次，5 次为一疗程，可以营养、润滑关节软骨，有一定效果。

5.2.2　手法按摩

5.2.2.1　点揉法

患者取仰卧位，术者用掌根在髌骨周围自上而下顺时针方向按揉 5 分钟，再点压双侧膝眼、委中、足三里、血海等穴各 2 分钟。

5.2.2.2　推拉法

用双手指抓握髌骨横向或纵向推拉 5 次，用力要轻缓。

5.2.2.3　叩击法

术者用掌心轻度叩击患膝髌骨前缘 50 次，速度要慢，有反弹感。

5.2.2.4　过屈法

患者腹卧位，屈膝关节，压小腿反复 4～6 次。

5.2.3　针刺治疗

取患侧梁丘、血海、膝眼、膝阳关等穴。患者仰卧位，将膝关节屈曲 90°，患腿肌肉放松，以毫针直刺，以针感向股四头肌方向放射为佳。留针 30 分钟，留针期间用艾条放温和灸 2～3 壮。每天 1次，10 次为一疗程。

5.2.4　离子导入

将当归、川芎、桃仁、伸筋草、透骨草、防风、细辛、土鳖虫、血竭、川乌、草乌等各 50g，水煎 1 小时后取液。采用直流电药导机，将药垫（正极）放置髌骨前缘，水垫（负极）置于腘窝处。先用"复合药导"（5～10mA）治疗 10 分钟，后改为"速治"（10～25mA）治疗 20～30 分钟，每天 1 次，10 天为一疗程。疗程间隔 5 天。

5.3　手术治疗

5.3.1　局限性软骨切除加钻孔术

此为目前仍较常用的基本术式。可采用关节镜或髌前内侧或前外侧切口，显露髌骨后，以刨刀削除变性的软骨，暴露软骨下骨板；用 2mm 克氏针钻孔数个，使来自骨内的纤维肉芽组织填补缺损软骨，最后化生成纤维软骨。钻孔也能释放骨内压，使疼痛得到缓解。

5.3.2 胫骨结节内移抬高术

对合并髌骨向外半脱位的年轻患者可行胫骨结节内移抬高术，以改善髌骨轨迹及伸膝装置的力线。

5.3.3 外侧支持带松解术

对年纪较大患者进行截骨手术而致不愈合的风险较大，建议采用软组织手术。外侧支持带松解术（切断髌骨横韧带、髌骨下的斜束及部分股外侧肌肌腱）是最常用的方案。如果术中感觉髌骨轨迹仍然偏外，可以结合股四头肌内侧头外移术（固定于髌骨背侧面的中部）。

5.3.4 人工关节置换术

对严重的髌骨关节骨关节炎患者，可考虑采用髌骨关节人工表面假体置换术治疗。

5.3.5 软骨移植

包括自体软骨细胞移植和自体骨软骨块蜂窝状移植（又称马赛克软骨移植术）。前者取患者自体软骨进行体外软骨细胞培养，用组织工程方法将培养增殖后的软骨细胞植入病灶区，再用骨膜覆盖。后者用特殊器械凿取膝关节股骨髁非负重区骨软骨组织，并将其移至负重区软骨，呈马赛克样镶嵌移植。

5.4 功能锻炼

股四头肌练习是防治髌骨软骨病最常用、最有效的方法。通过加强股四头肌力量，可增加关节的稳定性，改善髌骨关节应力分布，并可防止由于膝酸痛及发软而造成的跌扑或意外伤害。常用方法如站桩，一般采用靠墙避开疼痛角度的站桩方式，也可做主动直腿抬高或负重直腿抬高练习。选择不引起疼痛的几个关节角度，做多角度等长股四头肌练习，或者做无疼痛范围的短弧等速肌力练习，对恢复股四头肌肌力效果更好。

成人股骨头缺血性坏死

1 范围

本《指南》规定了成人股骨头缺血性坏死的诊断、辨证治疗。

本《指南》适用于成人股骨头缺血性坏死的诊断和治疗。

2 术语和定义

下列术语及定义适用于本《指南》。

骨头缺血性坏死　avascular necrosis of the femoral head

骨头缺血性坏死是由于血液循环障碍，导致股骨头因局部缺血而发生的坏死。晚期可因股骨头塌陷而发生严重的髋关节骨性关节炎。发病年龄以青壮年多见，男性多于女性。

3 诊断

3.1 诊断要点

3.1.1 病史

患者常有髋部创伤史，如股骨颈骨折、髋关节外伤性脱位等；或长期大量服用激素史、嗜酒史等。

3.1.2 症状体征

早期多在劳累时感到髋关节酸痛或有静息痛，一般不影响活动，休息后好转；渐至疼痛加剧，跛行，肌肉萎缩。疼痛多位于髋关节的内外侧，髋关节活动受限。患髋"4"字试验阳性，髋关节屈曲挛缩试验阳性，髋外展内旋试验阳性，臀中肌试验阳性。

3.1.3 影像检查

3.1.3.1 X线摄片检查

X线片是本病诊断、分期的主要手段与依据，要求摄高质量的双髋正位和蛙式位或侧位X线片，必要时摄断层片。

3.1.3.2 其他影像检查

ECT、CT、MRI都有助于股骨头坏死的早期诊断。ECT在X线出现异常之前即可显示放射性核素分布异常，灵敏度高，但特异性较差；CT检查可以清楚观察股骨头内部的骨结构改变；MRI有很高敏感性、特异性及准确率，是检查股骨头缺血性坏死最敏感的方法。

3.2 分类

3.2.1 Ficat分期法

Ⅰ期（缺血期）：X线片显示正常。

Ⅱ期（血管再生期）：X线片显示股骨头轮廓正常，但有硬化透明区，其中硬化为新生骨集聚，透明为骨质被吸收。

Ⅲ期（骨骼塌陷期）：X线片显示有软骨下塌陷或股骨头变扁平。

Ⅳ期（塌陷静止期）：X线片显示关节腔变窄，髋臼发生退行性改变。

3.2.2 Marcus分期法

Ⅰ期：X线片有轻度密度增高，呈点状密度增高区或减低区。

Ⅱ期：X线片密度明显增高（全部或部分），头无塌陷，有分界明显的骨硬化区。

Ⅲ期：X线片有软骨下骨折或新月征，一般扇形骨折多见，而新月征较少见到。

Ⅳ期：X线片有股骨头扁平或死骨区塌陷。

Ⅴ期：X线片有死骨破裂，关节间隙狭窄，可见片状密度增高影。

Ⅵ期：X线片有股骨头肥大变形，髋臼不光滑，甚至硬化增生，部分有半脱位。

3.2.3 世界骨循环研究学会（ARCO）国际骨坏死分期标准

0 期：活检结果符合坏死，其余检查正常。

Ⅰ期：骨扫描和（或）MRI 阳性。

Ⅰ－A：MRI 检查，病变范围小于股骨头 15%。

Ⅰ－B：MRI 检查，病变范围占股骨头 15%～30%。

Ⅰ－C：MRI 检查，病变范围大于股骨头 30%。

Ⅱ期：股骨头斑片状密度不均、硬化与囊肿形成，平片与 CT 没有塌陷表现，磁共振与骨扫描阳性，髋臼无变化。

Ⅱ－A：MRI 检查，病变范围小于股骨头 15%。

Ⅱ－B：MRI 检查，病变范围占股骨头 15%～30%。

Ⅱ－C：MRI 检查，病变范围大于股骨头 30%。

Ⅲ期：正侧位照片上出现新月征。

Ⅲ－A：新月征小于 15% 关节面长度，或塌陷 <2mm。

Ⅲ－B：新月征占关节面 15%～30%，或塌陷 2～4mm。

Ⅲ－C：新月征大于 30% 的关节面长度，或塌陷 4mm 以上。

Ⅳ期：关节面塌陷变扁、关节间隙狭窄、髋臼出现坏死变化、囊性变、囊肿和骨刺。

3.3 鉴别诊断

3.3.1 类风湿性关节炎

其发病特点是多发性、对称性，以关节滑膜病变为主；实验室检查，血沉加快和类风湿因子阳性；X线变化从关节间隙开始，早期因滑膜水肿、充血而使间隙变宽，以后则出现间隙狭窄等。与股骨头坏死病变始发于股骨头有明显区别。

3.3.2 髋关节骨性关节炎

多发生在 50 岁以后，女性略多于男性，起病缓慢，早期出现患髋僵硬，伴有疼痛或跛行，以晨僵为主；X线片最早表现为微小的骨赘形成，常位于股骨头凹与股骨颈前侧，继而负重区关节间隙变窄，软骨下散在多个小囊样稀疏区，其周围骨质硬化，髋面亦可有类似改变，但无死骨形成，也不发生塌陷。

3.3.3 强直性脊柱炎

股骨头的病变多为强直性脊柱炎的继发改变。90% 以上为男性，发病多在 15 岁以后，20～40 岁多见，其以腰骶部疼痛为主，挤压或旋转骶髂关节则引起疼痛。X线见骶髂关节边缘模糊、致密，甚至间隙消失；股骨头表现为早期普遍骨质疏松，关节间隙一致性狭窄，软骨下虫蚀样细小囊样改变，破坏区常限于表面骨质，头面可增生变形，但无塌陷；股骨头坏死除髋关节外，其他部位没有变化。强直性脊柱炎患者 HLA－B27 常呈阳性，而类风湿因子常呈阴性，血沉在活动期明显增快，常伴轻度贫血。

4 辨证

4.1 气滞血瘀证

多为创伤所致，以髋部疼痛、跛行为主症，舌紫暗或有瘀斑，脉弦涩。

4.2 筋骨劳损证

多为慢性劳伤所致，以髋关节功能障碍、髋周固定疼痛为主症，伴有下肢无力、酸软等症，舌淡苔薄，脉沉细弦。

4.3 寒湿凝滞证

多为感受寒湿所致，以髋部剧烈疼痛、局部漫肿、关节活动功能明显受限为主症，恶寒怕湿，冬春季节加重，舌苔白腻，脉弦滑。

4.4 骨蚀痰湿证

多为长期使用激素所致，以髋部疼痛、关节僵硬变形、跛行为主症，面色苍白、浮肿，神疲乏力，气短，舌淡，苔白腻，脉细涩。

4.5 内损酒精证

多为长期酗酒所致湿热内蕴，痰瘀阻滞。以髋部疼痛、漫肿、关节活动受限为主症，肢体萎软无力，小便赤涩热痛，舌红或紫暗，苔黄腻，脉濡数或细涩。

4.6 气血两虚，肝肾亏损证

多为病久所致。以髋部间歇性疼痛、下肢乏力、关节屈伸不利为主症，伴有神疲气短等虚象，舌苔薄白，脉细滑。

5 治疗

5.1 治疗原则

针对本病的发病机制，其治疗多从以下三方面着手：①解决血液循环障碍，促进骨坏死修复：这也是治疗本病的基本方法。②防止塌陷：这是保留髋关节功能，防止晚期骨关节炎的关键。③纠正塌陷和增生变形：这是针对晚期患者的治疗方法。

5.2 非手术治疗

5.2.1 一般疗法

适用于青少年患者，因其有较好的潜在自身修复能力，随着青少年的生长发育，股骨头常可得到改建，获得满意结果。对成年人病变属Ⅰ、Ⅱ期，范围较小者，也可采用非手术疗法。一般病变范围越小，越易修复。对单侧髋关节病变，患侧应严格避免负重，可持拐杖、戴坐骨支架、用助行器行走；双髋同时受累，应卧床或坐轮椅；如髋部疼痛严重，可卧床同时行下肢牵引，常可缓解症状。理疗能缓解症状，但持续时间较长，一般需 6～24 个月或更长时间。治疗中应定期拍摄 X 线片检查，至病变完全愈合后才能负重。

5.2.2 药物治疗

5.2.2.1 中药内治

5.2.2.1.1 气滞血瘀证

治法：行气活血，破积散瘀。

主方：桃红四物汤（《医垒元戎》）加减。

常用药：当归、川芎、白芍、生地黄、桃仁、红花、枳壳、香附、延胡索。

5.2.2.1.2 筋骨劳损证

治法：补益肝肾，强壮筋骨。

主方：补肾壮筋汤（《伤科补要》）加减。

常用药：熟地黄、当归、牛膝、山茱萸、茯苓、川续断、杜仲、白芍、青皮、五加皮、骨碎补、鹿角胶。

5.2.2.1.3 寒湿凝滞证

治法：散寒祛湿，温经通脉。

主方：宣痹汤（《温病条辨》）加减。

常用药：防风、苍术、桂枝、制川乌、制草乌、络石藤、薏苡仁、当归。

5.2.2.1.4 骨蚀痰湿证

治法：益气摄血，化痰渗湿。

主方：温胆汤（《三因极一病证方论》）加减。

常用药：半夏、竹茹、枳实、橘皮、炙甘草、白茯苓、丹参、郁金、怀牛膝。

5.2.2.1.5 内损酒精证

治法：清热利湿，活血通络。

主方：苓桂术甘汤（《金匮要略》）加减。

常用药：茯苓、桂枝、白术、炙甘草、当归、桃仁、红花、枳壳、制香附、延胡索。

5.2.2.1.6 气血两虚，肝肾亏损证

治法：补气血，养肝肾为主。

主方：和营止痛汤、左归丸、右归丸、复方巴戟天合剂。

常用药：赤芍、当归、川芎、苏木、陈皮、桃仁、川续断、乌药、乳香、没药、川木通。

5.2.2.2 中药外治

5.2.2.2.1 中药沐浴法：基本方药为骨碎补、透骨草、伸筋草、莪术、丹参、川芎等。

5.2.2.2.2 中药外洗法：基本方药为威灵仙、透骨草、钩藤、苏木、荆芥等。

5.2.2.2.3 中药敷贴法：对于早期症状明显者，采用双柏散类以清营凉血、消肿止痛；对于活动不利者采用狗皮膏舒筋活络、温经散寒、活血通痹。

5.2.2.3 中成药

左归丸：适用于股骨头缺血性坏死属肝肾阴虚证。

右归丸：适用于股骨头缺血性坏死属肝肾阳虚证。

仙灵骨葆胶囊：适用于股骨头缺血性坏死属肝肾亏虚证合并骨质疏松症。

5.3 手术治疗

5.3.1 髓芯减压术

适用于Ⅰ期、Ⅱ期早期。通过减压，降低骨内高压，解除骨内静脉郁滞，改善血循环，给股骨头内再血管化及再骨化创造条件，以促进修复。其操作简单，以直径8mm环钻于大转子下2cm通过股骨颈钻至股骨头软骨下2mm处，取出骨栓，刮除坏死组织，肝素盐水冲洗，填入自体髂骨条，不妨碍日后行假体置换术。常与髓芯活检同时进行。

5.3.2 不带血循环的骨移植术

适用于Ⅱ期、Ⅲ期。去除头内坏死骨，用自体松质骨和皮质骨填充，起减压、支撑和骨诱导作用。但单独骨移植无血循环，植骨愈合过程为爬行替代。术式较多，代表术式为活板门植骨术（Trapdoor）。

5.3.3 带血循环的骨、骨膜转移或移植术

适用于Ⅱ期、Ⅲ早期。

5.3.3.1 带血管蒂的骨转移或移植术

可降低骨内高压，去除阻碍再血管化的死骨，填充松质骨，增加骨诱导作用，填入带血循环的皮质骨，起支撑作用。其良好血循环可满足股骨头血液供应，加速骨愈合。代表性的有带缝匠肌骨瓣移植术、带旋髂深血管蒂髂骨瓣移植术、吻合血管的腓骨游离移植术等。

5.3.3.2 带血管蒂的骨膜移植术

不但重建了股骨头血循环，且增加了成骨效应细胞，去除了带蒂骨移植时皮质骨对骨膜生发层细胞增殖的抑制，经传导或诱导作用，在坏死骨小梁表面形成新骨，骨膜内层细胞可分化为成骨细胞，对股骨头坏死的修复具有积极的促进作用，其不足之处是缺乏支撑力，代表术式为带血管蒂的髂骨骨膜移植术。

5.3.4 截骨术

适用于Ⅱ期、Ⅲ期，坏死范围较小或不超过股骨头总面积2/3的患者。通过截骨将使未发生坏死的坚硬部位承受压力，避免病变部位受压，为自身修复创造条件。截骨的方法包括内翻楔状截骨术、内翻后倾截骨术、经转子间前旋转截骨术等，主要根据坏死部位的不同而选择不同的截骨术。截骨术

的技术要求高，也可能进一步破坏股骨头血循环。若截骨失败后，还会给以后的全髋置换带来困难，故慎用此手术。

5.3.5 死骨清除股骨头成形术

适用于Ⅲ期。这是近年来出现的新技术，其原理是清除死骨后，用骨水泥或骨替代材料，如羟基磷灰石、脱骨钙等填充缺损，使塌陷的股骨头软骨面复位，恢复股骨头圆形轮廓。

5.3.6 人工股骨头或人工关节置换术

对年龄大于60岁的后期患者，可以选择人工股骨头或人工关节置换术。

5.3.7 介入治疗

放射介入疗法也是近年兴起的一种微创疗法，其原理是局部应用高浓度溶栓、扩血管药物，以解除血管痉挛，融通微血管栓子，增加动脉灌注，改善静脉回流，降低骨内压，从而改善股骨头区域血循环，有效促进和沟通侧支循环，以利于新骨生长、死骨修复，进而防止股骨头塌陷及延缓关节退变进展。

5.4 功能锻炼

5.4.1 日常功能锻炼

应以主动锻炼为主，被动锻炼为辅。动作协调，活动应循序渐进、由小到大、由少到多、逐步增加，先进行简单的卧位或坐位功能锻炼（如跖踝屈伸、股肌收缩等），再根据股骨头坏死的程度选择合适的站立位进行功能锻炼（屈髋下蹲等）。

5.4.2 术后功能锻炼

早期主要做跖踝屈伸、股肌收缩动作；中期主要做拉腿屈膝动作；后期主要做伸膝抬腿、屈髋下蹲等动作。

第三腰椎横突综合征

1 范围

本《指南》规定了第三腰椎横突综合征的诊断、辨证和治疗。

本《指南》适用于第三腰椎横突综合征的诊断和治疗。

2 术语和定义

下列术语和定义适用于本《指南》。

第三腰椎横突综合征 third lumbar transverse process syndrome

第三腰椎横突综合征是由于第三腰椎横突周围组织的损伤，造成慢性腰痛，出现以第三腰椎横突处明显压痛为主要特征的疾病，亦称第三腰椎横突滑囊炎或第三腰椎横突周围炎。因其可影响邻近的神经纤维，故常伴有下肢疼痛。本病多见于青壮年，尤亦体力劳动者常见。

3 诊断

3.1 诊断要点

3.1.1 病史

腰部长期劳损或者腰部单一姿势时间过长。

3.1.2 症状体征

以腰部慢性，间歇性酸胀、疼痛乏力为主症。酸痛部位广泛，但不能指出具体的疼痛点，腰部容易疲劳。单一姿势难以持久维持，劳动后腰部症状明显加重。查体：慢性期无明显体征；急性发作时，腰部肌张力增高，运动功能受限，第三腰椎横突的顶端有压痛，呈结节状或条索感；下肢腱反射对称，皮肤知觉、肌力、直腿抬高试验均属正常。

3.1.3 影像检查

X 线摄片可见一侧或双侧第三腰椎横突过长，左右对称，或向后倾斜，可作鉴别诊断之用。

3.2 鉴别诊断

3.2.1 腰椎间盘突出症

除腰痛外，伴患肢坐骨神经痛，呈阵发性加剧，直腿抬高试验受限，棘旁压痛伴患肢放射痛等。

3.2.2 腰椎肿瘤

中年以上腰痛呈进行性加重，有夜痛症，经对症处理后，又不能缓解者，应高度警惕。若患脊髓、马尾部肿瘤者，可伴有大小便失禁、马鞍区（即会阴部）麻木刺痛、双下肢瘫痪等。

3.2.3 腰椎结核

腰痛伴低热、贫血、消瘦等症，同时血沉增快，拾物试验阳性；X 线检查可见骨质破坏，腰大肌脓肿。

4 辨证

4.1 肾阳虚证

腰部隐隐作痛，酸软无力，缠绵不愈，局部发凉，喜温喜按，遇劳更甚，卧则减轻，常反复发作，少腹拘急，面色㿠白，肢冷畏寒，舌质淡，脉沉细无力。

4.2 肾阴虚证

腰部隐隐作痛，酸软无力，缠绵不愈，心烦少寐，口燥咽干，面色潮红，手足心热，舌红少苔，脉弦细数。

4.3 瘀血阻滞证

腰痛如刺，痛有定处，痛处拒按，日轻夜重，轻者俯仰不便，重则不能转侧，舌质暗紫，或有瘀斑，脉涩。部分患者有跌打损伤史。

4.4 寒湿腰痛证

腰部冷痛重着，转侧不利，逐渐加重，静卧病痛不减，寒冷和阴雨天则加重，舌质淡，苔白腻，脉沉而迟缓。

5 治疗

5.1 治疗原则

解除腰肌痉挛，松解粘连，增强肌力。

5.2 非手术治疗

5.2.1 手法推拿治疗

患者俯卧，术者站在患者的健侧，先在健侧软组织的远端近肩胛骨处，自上而下用㨰法往返滚动 10 次，后改为掌根揉约 5 分钟，顺序同上。再在患侧软组织的远端近肩胛骨处，自上而下用㨰法往返滚动 20 次，后改为掌根揉 10 分钟左右，顺序同上。继而在阿是穴处用弹拨的手法，力度由轻而重弹拨 3～5 分钟；再以阿是穴为中心点向四周做理筋手法，约 5 分钟；并沿膀胱经，自肩、背、腰、臀、股后、大腿到委中穴，用按揉法或㨰法往返 5 次；继而在肾俞、秩边、环跳、委中、承山、昆仑等穴，各点按 1 分钟，力度由轻而重。待上述手法完成后，再回到阿是穴处施用弹拨手法、理筋手法或者两种手法交替使用 3 分钟。最后用擦法由上而下和左右擦 2 分钟作为结束。

5.2.2 药物治疗

5.2.2.1 中药内治

5.2.2.1.1 肾阳虚证

治法：温补肾阳。

主方：补肾活血汤（《伤科大成》）加减。

常用药：熟地黄、杜仲、枸杞子、补骨脂、菟丝子、当归、没药、山茱萸、红花、独活、肉苁蓉。

5.2.2.1.2 肾阴虚证

治法：滋补肾阴。

主方：知柏地黄丸（《景岳全书》）加减。

常用药：知母、黄柏、熟地黄、山茱萸、牡丹皮、茯苓、泽泻、怀山药。

5.2.2.1.3 瘀滞证

治法：活血化瘀，行气止痛。

主方：地龙散（《证治准绳·类方》）加味。

常用药：地龙、苏木、麻黄、当归、桃仁、黄柏、甘草、肉桂、杜仲、川续断、桑寄生、狗脊。

5.2.2.1.4 寒湿证

治法：宣痹、温经、通络。

主方：独活寄生汤（《备急千金要方》）加减。

常用药：独活、桑寄生、杜仲、牛膝、细辛、秦艽、茯苓、肉桂、防风、川芎、人参、甘草、当归、芍药、干地黄等。

5.2.2.2 中药外治

外贴活血止痛类、跌打风湿类膏药，亦可配合海桐皮洗方等中药热敷或熏洗。

5.2.2.3 中成药

独活寄生丸：适用于寒湿证。

抗骨增生胶囊：适用于肾阳虚证。

5.2.3 针灸治疗

适用于症状较轻者。常用阿是穴、腰痛点及肾俞、环跳、秩边、委中、承山等穴，可在痛点（阿是穴）用强刺激手法。深刺达病区，捻针柄以提高针感，已有酸、麻、胀、窜等"得气"征时，可留针10~15分钟。10次为一疗程，一般需1~2个疗程。

5.2.4 封闭疗法

封闭疗法也是临床中常用的方法之一。在压痛点注入醋酸强的松龙25mg加0.5%的普鲁卡因液3~10ml，每周1次，4次为一疗程。要求注入部位准确，注射时医生先以左手拇指触到横突尖为指示目标，右手将针沿拇指尖刺入2~3cm，如有骨性感觉后，再将药物注入。如果注射准确，注入药物后弯腰疼痛及压痛点即可消失。

5.3 手术治疗

经非手术疗法无效后，对于反复再发或长期不能治愈时，可考虑手术切除过长的横突尖及周围的炎性组织，并同时松解受压的股外侧皮神经，即可彻底治愈。

5.4 功能锻炼

平时经常锻炼腰背肌，注意腰部保暖，勿受风寒。疼痛明显时，应卧硬板床休息，起床活动时可用腰围保护，以减轻疼痛，缓解肌肉痉挛。

尺骨鹰嘴骨折

1 范围

本《指南》规定了尺骨鹰嘴骨折的诊断、辨证和治疗。

本《指南》适用于尺骨鹰嘴骨折的诊断和治疗。

2 术语和定义

下列术语和定义适用于本《指南》。

尺骨鹰嘴骨折 fracture of olecranon process of ulna

尺骨鹰嘴骨折是指由于外伤所致，以尺骨鹰嘴部有局限性肿胀和疼痛，明显压痛，肘关节屈曲活动疼痛加重，主动伸直活动障碍为主要表现的骨折。

3 诊断

3.1 诊断要点

3.1.1 病史

有明确外伤史，如肘部着地或者外力打击。

3.1.2 症状体征

伤后肘部肿胀、疼痛，有明显压痛，肘关节主动伸直活动丧失，并有异常活动和骨擦音。

3.1.3 影像检查

肘部 X 线正侧位摄片可明确骨折的部位、类型和移位情况。本病属关节内骨折，关节面平整受破坏。

3.2 分类

3.2.1 关节囊外型骨折

关节囊外型骨折不涉及关节面，预后多良好。又可分为以下两种类型。

3.2.1.1 撕脱性骨折

多为间接暴力造成。肘关节屈曲之力和肱三头肌强力收缩之力的合力可造成鹰嘴近段的骨折和鹰嘴后侧肱三头肌腱及其周围软组织的撕裂。近骨折块在肱三头肌收缩力的牵拉作用下向上移位。

3.2.1.2 裂纹形骨折

多因间接暴力造成。肘关节屈曲之力和肱三头肌强力收缩之力的合力使肱三头肌腱及其周围的软组织断裂，鹰嘴后侧发生骨折。但当骨折线尚未到达鹰嘴半月切迹的关节面时，作用力即消失，造成鹰嘴的裂纹形骨折。骨折线仅发生在鹰嘴后半侧，未累及关节面。此类骨折多见于儿童。

3.2.2 关节囊内型骨折

此型骨折之骨折线深达鹰嘴半月切迹的关节面，造成关节面不同程度的破坏，预后较关节囊外型差。根据骨折线和近端骨折块移位情况，又分为以下三种类型。

3.2.2.1 无移位或移位不显的裂纹骨折

多由间接暴力造成。若外力造成鹰嘴后部骨折时，当骨折线刚累及半月切迹关节面时，外力消失，骨折线附近的肱三头肌腱及其周围的软组织损伤较轻，能保持一定的连续性，骨折近端无移位或移位不大。成人与儿童均可发生，以成人为多。对鹰嘴半月切迹关节面破坏较小，预后较好。

3.2.2.2 有明显移位的鹰嘴骨折

多由间接暴力造成。鹰嘴半月切迹关节面破坏严重，关节腔积血，近骨折块向上移位明显。骨折愈合后，半月切迹关节面不光滑，易遗留疼痛。

3.2.2.3 粉碎性鹰嘴骨折

多由直接暴力造成。骨折处骨片呈粉碎状。由于直接暴力对鹰嘴周围的软组织破坏不完全，保持一定的连续性，因此骨折块往往移位不大。但半月切迹关节面的破坏较严重，对肘关节功能恢复影响较大。

3.3 鉴别诊断

鹰嘴骨折需与籽骨（肘髌骨）、鹰嘴骨骺和成人骨骺线未闭合相鉴别。鹰嘴尖端附近的肱三头肌腱内可存在籽骨，系一完整游离骨片，表面光滑，与鹰嘴顶点之间有一小的间隙，多为双侧。鹰嘴骨骺 8～11 岁出现，14 岁骨骺线闭合。成人骨骺线未闭合者多为双侧，较多见于女性。对骨折诊断有怀疑时，摄健侧 X 线片对照，有助于明确诊断。

4 辨证

4.1 早期

伤后 1～2 周，肌肉、筋脉受损，血离经脉，瘀积不散而致局部肿胀、疼痛。

4.2 中期

伤后 2～3 周，虽损伤症状改善，瘀肿渐趋消退，疼痛减轻，但因瘀阻去而未尽，故疼痛减而未止。

4.3 后期

受伤 3 周后，瘀肿已消，但筋骨尚未坚实，功能尚未完全恢复，气血亏损，体质虚弱。

5 治疗

5.1 治疗原则

恢复关节面的平整、肘关节的稳定性及其屈伸功能。

5.2 非手术疗法

5.2.1 手法复位外固定疗法

5.2.1.1 复位方法

先作肘关节穿刺，抽出关节腔内的积血。患者平卧，肘关节伸直于 0°位，向骨折部位注入盐酸利多卡因注射液 10～20ml，10 分钟后开始手法整复。术者一手固定前臂，另一手拇、食指将上移的骨折块向远端推挤，使骨折复位。如为粉碎性骨折，可在 X 线透视下，对骨折块施以挤压手法，使其复位。在手法整复过程中，可微微做肘关节的伸屈活动，以促使肘关节的关节面恢复平整。

5.2.1.2 固定方法

一般采用夹板固定，先在尺骨鹰嘴上端置一块有半圆形缺口朝下的抱骨垫，用以顶住尺骨鹰嘴的上端，不使骨折片向上移位，并用前后超肘关节夹板固定肘关节于屈曲 0°～20°位 3 周，再逐渐改为至屈肘 90°位固定 1～2 周。固定后定期拍片观察，并观察远端血循环，防止肌肉痉挛。或者水肿消失后夹板松动，失去固定的作用。

5.2.2 药物治疗

5.2.2.1 中药内治

5.2.2.1.1 早期：骨折早期瘀血不去而致皮肉筋骨失去正常濡养，使修复之机受到影响。治以破瘀行气，消肿止痛为法。由于气血损伤的程度、寒热的差异、年龄及素质强弱的不同，因而在"破"法中又分以下各法。

5.2.2.1.1.1 行气活血法

主方：桃红四物汤（《医垒元戎》）加减。

常用药：桃仁、川芎、当归、赤芍、生地黄、红花、牡丹皮、制香附、延胡索。

5.2.2.1.1.2 攻下逐瘀法

主方：桃核承气汤（《伤寒论》）加减。

常用药：桃仁、桂枝、大黄、芒硝、甘草。

5.2.2.1.1.3 清热凉血法

主方：五味消毒饮（《医宗金鉴》）加减。

常用药：金银花、野菊花、蒲公英、紫花地丁、紫背天葵。

5.2.2.1.2 中期：伤损诸症经过早期治疗，肿胀消退，疼痛减轻，但瘀肿虽消而未尽，断骨虽连而未坚，故其治疗以"和"法为主，具体分为和营止痛法、接骨续筋法。

5.2.2.1.2.1 和营止痛法

主方：和营止痛汤（《伤科补要》）加减。

常用药：赤芍、当归、川芎、苏木、陈皮、乳香、桃仁、川续断、乌药、没药、木通、甘草。

5.2.2.1.2.2 接骨续筋法

主方：续骨活血汤（《中医伤科学讲义》）加减。

常用药：当归、赤芍、白芍、生地黄、红花、地鳖虫、骨碎补、煅自然铜、川续断、积雪草、乳香、没药。

5.2.2.1.3 后期：损伤日久，正气必虚，故后期宜采用"补"法，其可分为补气养血法、补养脾胃法、补益肝肾法。此外，由于损伤日久，瘀血凝结，肌筋粘连挛缩，复感风寒湿邪，故以关节酸痛、屈伸不利者颇为多见。后期除补养法外，舒筋活络法、温通经络法也较常用。

5.2.2.1.3.1 补气养血法

主方：八珍汤（《丹溪心法》）加减。

常用药：当归、川芎、白芍、熟地黄、人参、白术、茯苓、炙甘草。

5.2.2.1.3.2 补益肝肾法

主方：壮筋养血汤（《伤科补要》）加减。

常用药：白芍、当归、川芎、川续断、红花、生地黄、牛膝、牡丹皮、杜仲。

5.2.2.1.3.3 补养脾胃法

主方：补中益气汤（《内外伤辨惑论》）加减。

常用药：黄芪、人参、白术、炙甘草、当归、陈皮、升麻、柴胡、生姜、大枣。

5.2.2.1.3.4 舒筋活络法

主方：舒筋汤（《医略六书》）加减。

常用药：白芍、熟地黄、菊花、牡丹皮、牛膝、秦艽、白术、枸杞子、玉竹。

5.2.2.1.3.5 温通经络法

主方：麻桂温经汤（《伤科补要》）加减。

常用药：麻黄、桂枝、红花、白芷、细辛、桃仁、赤芍、甘草。

尺骨鹰嘴骨折除按骨折三期辨证用药之外，若出现骨折迟缓愈合者，应重用接骨续伤药，如土鳖、自然铜、骨碎补之类；闭合骨折若合并尺神经损伤，在骨折复位用夹板固定后，内服药中应加入行气活血、通经活络之品，如黄芪、地龙等。

5.2.2.2 中药外治

应用于尺骨鹰嘴骨折的外用药，主要有消瘀退肿的双柏膏、舒筋活血的舒筋活络膏、接骨续筋的驳骨散等。对于新伤瘀血积聚者，可选用海桐皮汤；陈伤风湿冷痛、血已初步消散者，可选用上肢损伤洗方。

5.2.2.3 中成药

红药贴膏（气雾剂）外贴、沈阳红药胶囊（片）：适用于早期。

伤科接骨片、接骨七厘片：适用于中期。

5.3 手术治疗

5.3.1 适应证

骨折涉及关节面并有明显移位，经手法复位失败者或不宜手法复位者，均应行切开复位内固定治疗。

5.3.2 手术方法

可选用张力带钢丝内固定、后侧钢板螺钉固定术、拉力螺丝钉固定术、髓内针加钢丝固定术、近端骨块切除术等。用于陈旧性骨折畸形愈合或不愈合者，可选植骨内固定术。开放性骨折合并神经损伤、有证据表明尺神经被骨块卡住或嵌入骨端间者，或神经损伤经非手术疗法治疗3个月未能恢复者可作尺神经探查术。合并有血管损伤者，应行手术探查，行骨折内固定，并修复损伤动脉。

5.4 功能锻炼

复位固定后即可开始手指、腕关节伸屈活动，如抓空增力、耸肩等，禁止肘关节伸屈活动。第四周以后，在健手扶持下，逐步进行肘关节主动伸屈活动，严禁暴力被动屈肘。老年患者尤应早期加强功能锻炼。

跟 骨 骨 折

1 范围

本《指南》规定了跟骨骨折的诊断、辨证和治疗。

本《指南》适用于跟骨骨折的诊断和治疗。

2 术语和定义

下列术语和定义适用于本《指南》。

跟骨骨折 fracture of calcaneus

跟骨骨折是由于外伤使跟骨的完整性受到破坏，以足跟部剧烈疼痛、肿胀和瘀斑明显、足跟不能着地行走、跟骨压痛为主要表现。

3 诊断

3.1 诊断要点

3.1.1 病史

多有高处坠落受伤史。

3.1.2 症状体征

伤后足跟肿胀明显，疼痛剧烈，足跟周围有明显压痛，可有足弓变浅或消失。严重移位的跟骨骨折可见足跟变宽并向外侧倾斜，呈外翻畸形。如疼痛剧烈，足部皮肤感觉障碍，被动伸趾引起剧烈疼痛时，应注意足骨筋膜室综合征可能。

3.1.3 影像检查

跟骨骨折后，常在跟骨侧位 X 线片上看到两个角的改变。①跟骨结节关节角（Böhler 角），正常为 25°～40°，由跟骨后关节面最高点分别向跟骨结节和前结节最高点连线所形成的夹角。②跟骨交叉角（Gissane），由跟骨外侧沟向前结节最高点连线与后关节面线之夹角，正常为 120°～145°。常规 X 线侧位片可显示跟骨结节角和交叉角的变小或消失、关节面的塌陷及跟骨高度的降低。轴位片可显示跟骨宽度变化、跟骨内外翻及骨块内外移位的情况。CT 可了解跟骨前、中、后关节面塌陷及分离情况，有助于手术方案的制订。

3.2 分类

3.2.1 不波及跟距关节面的骨折

3.2.1.1 跟骨结节纵形骨折

从高处坠下，跟骨在足外翻位时，结节底部触地引起。骨骺未闭合前，结节部触地，则成跟骨结节骨骺分离。

3.2.1.2 跟骨结节横形骨折

又名"鸟嘴"型骨折，是跟骨撕脱骨折的一种。撕脱骨块小，可不影响或较少影响跟腱功能；骨折块较大且向上倾斜移位时，则严重影响跟腱功能。

3.2.1.3 载距突骨折

由于足呈内翻位，载距突受距骨内侧下方的冲击而致，较少见。

3.2.1.4 跟骨前端骨折

由前足强力扭转所致，极少见。

3.2.1.5 接近跟距关节面的骨折

又名跟骨体骨折。骨折线斜行，从正面观骨折线由内后斜向外前，但不通过跟距外侧的关节面。可有跟骨体增宽及跟骨结节角减少。

3.2.2 波及跟距关节面的骨折

3.2.2.1 跟骨外侧跟距关节面塌陷

与接近跟骨关节面的骨折相似，只是骨折线通过跟距关节外侧，亦因重力使跟骨外侧跟距关节面塌陷。因关节面塌陷严重而关节面粉碎者，可见跟骨结节上移和跟骨体增宽。

3.2.2.2 跟骨全部跟距关节面塌陷骨折

此型最常见，跟骨体部因受挤压完全粉碎下陷，跟骨体增宽，跟距关节面中心塌陷，跟骨结节上移，体部外翻，跟骨前端亦可能骨折，骨折线波及跟骰关节。

3.3 鉴别诊断

根据临床症状和 X 线检查，跟骨骨折容易诊断。距骨骨折、跗骨骨折及踝部扭伤均有跟骨周围的肿胀、青紫、压痛，但无足弓的减小或消失，骨折移位不大，常需凭借轴侧位 X 线片鉴别。

4 辨证

4.1 早期

伤后 1～2 周，肌肉、筋脉受损，血离经脉，瘀积不散而致局部肿胀、疼痛。

4.2 中期

伤后 2～3 周，虽损伤症状改善，瘀肿渐趋消退，疼痛减轻，但瘀阻去而未尽，疼痛减而未止。

4.3 后期

受伤 3 周后，瘀肿已消，但筋骨尚未坚实，功能尚未完全恢复，气血亏损，体质虚弱。

5 治疗

5.1 治疗原则

跟骨骨折种类不一，治法各异，但总的原则是：恢复跟骨结节角，尽量恢复跟距关节面平整，矫正跟骨体增宽。无移位骨折或移位不显而又未影响跟骨结节角、未波及跟距关节面及跟骨体增宽不明显者，早期采用活血祛瘀、凉血活血的中药外敷，局部制动，扶拐不负重行走 3～4 周即可。有移位骨折者，需考虑整复或手术治疗，达到解剖复位。牢固的内外固定，结合早期的功能锻炼，能最大限度地恢复跟骨功能。

5.2 非手术治疗

5.2.1 手法复位石膏外固定疗法

适用于有移位的跟骨骨折。患者仰卧或侧卧，根据骨折移位方向，逆向挤压骨折块。

5.2.1.1 跟骨结节骨折

患者踝关节跖屈，双侧拇指压住骨块，余四指环握踝关节，用力挤压骨折块并使其复位。后于跖屈位石膏固定。

5.2.1.2 跟骨体骨折

患者取俯卧位，一助手握持小腿近端并维持膝关节屈曲位，另一助手的一手握持足跟，另一手握持足背，用力行拔伸牵引。术者以双手掌自跟骨内外两侧向中间用力夹挤，以纠正跟骨体增宽，同时尽量向下牵拉以恢复跟骨结节关节角，在叩挤跟骨同时，夹住跟骨体左右摇晃以解除嵌插，并于跖屈位石膏固定。

5.2.2 经皮撬拨复位穿针内固定疗法

适用于手法复位失败或复位后单纯外固定不可靠的全部跟骨骨折。患者取俯卧位，在股神经加坐骨神经阻滞麻醉下，术者取一枚直径 2.5mm 的克氏针自跟骨结节骨块上 1.0cm 处穿入皮下，触及骨折块后，用力向前内下方推顶。如果骨折间隙较宽，则可能有软组织嵌入其中，可于骨折线处横行穿入 1 枚克氏针，插入骨折间隙后缓慢地由前向后移动，直至皮下，以拨出嵌入的软组织。然后取另一枚钢针用力推顶骨折块，使其复位。一助手用骨锤将后侧克氏针击入跟骨至跗骨中。针尾弯成 90°并剪断，残端留于皮外。短腿石膏前后托于踝关节轻度跖屈位固定，共 6 周。

5.2.3 药物治疗

5.2.3.1 中药内治

5.2.3.1.1 早期：骨折早期瘀血不去，皮肉筋骨失去正常濡养，修复之机受到影响，治当破瘀行气、消肿止痛为法。由于气血损伤的程度、寒热的差异、年龄及素质强弱的不同，因而在"破"法中又分以下各法。

5.2.3.1.1.1 行气活血法

  主方：桃红四物汤（《医垒元戎》）加减。

  常用药：桃仁、川芎、当归、赤芍、生地黄、红花、牡丹皮、制香附、延胡索。

5.2.3.1.1.2 攻下逐瘀法

  主方：桃核承气汤（《伤寒论》）加减。

  常用药：桃仁、桂枝、大黄、芒硝、甘草。

5.2.3.1.1.3 清热凉血法

  主方：五味消毒饮（《医宗金鉴》）加减。

  常用药：金银花、野菊花、蒲公英、紫花地丁、紫背天葵。

5.2.3.1.2 中期：伤损诸症经过早期治疗，肿胀消退，疼痛减轻，但瘀肿虽消而未尽，断骨虽连而未坚，其治疗以"和"法为主，具体分为和营止痛法、接骨续筋法。

5.2.3.1.2.1 和营止痛法

  主方：和营止痛汤（《伤科补要》）加减。

  常用药：赤芍、当归、川芎、苏木、陈皮、乳香、桃仁、川续断、乌药、没药、木通、甘草。

5.2.3.1.2.2 接骨续筋法

  主方：续骨活血汤（《中医伤科学讲义》）加减。

  常用药：当归、赤芍、白芍、生地黄、红花、地鳖虫、骨碎补、煅自然铜、川续断、积雪草、乳香、没药。

5.2.3.1.3 后期：损伤日久，正气必虚，故后期宜采用"补"法，其可分为补气养血法、补养脾胃法、补益肝肾法。此外，由于损伤日久，瘀血凝结，肌筋粘连挛缩，复感风寒湿邪，故以关节酸痛、屈伸不利者颇为多见。后期除补养法外，舒筋活络法、温通经络法也较为常用。

5.2.3.1.3.1 补气养血法

  主方：八珍汤（《丹溪心法》）加减。

  常用药：当归、川芎、白芍、熟地黄、人参、白术、茯苓、炙甘草。

5.2.3.1.3.2 补益肝肾法

  主方：壮筋养血汤（《伤科补要》）加减。

  常用药：白芍、当归、川芎、川续断、红花、生地黄、牛膝、牡丹皮、杜仲。

5.2.3.1.3.3 补养脾胃法

  主方：补中益气汤（《内外伤辨惑论》）加减。

  常用药：黄芪、人参、白术、炙甘草、当归、陈皮、升麻、柴胡、生姜、大枣。

5.2.3.1.3.4 舒筋活络法

  主方：舒筋汤（《医略六书》）加减。

  常用药：白芍、熟地黄、菊花、牡丹皮、牛膝、秦艽、白术、枸杞子、玉竹。

5.2.3.1.3.5 温通经络法

  主方：麻桂温经汤（《伤科补要》）

  常用药：麻黄、桂枝、红花、白芷、细辛、桃仁、赤芍、甘草。

跟骨骨折除按骨折三期辨证用药之外，若出现骨折迟缓愈合者，应重用接骨续伤药，如土鳖虫、自然铜、骨碎补之类；闭合骨折若合并神经损伤，在骨折复位夹板固定后，内服药中应加入行气活血、通经活络之品，如黄芪、地龙等。

5.2.3.2 中药外治

应用于跟骨骨折的外用药，主要有消瘀退肿的双柏膏、舒筋活血的舒筋活络膏、接骨续筋的驳骨散等。对于新伤瘀血积聚者，可选用海桐皮汤；陈伤风湿冷痛、瘀血已初步消散者，可选用上肢损伤洗方。

5.2.3.3 中成药

红药贴膏（气雾剂）外贴、沈阳红药胶囊（片）：适用于早期。

伤科接骨片、接骨七厘片：适用于中期。

5.3 手术治疗

5.3.1 适应证

非手术疗法治疗效果不满意者；开放骨折；病理性骨折。

5.3.2 手术方法

可选切开复位接骨板内固定术或闭合复位外固定架固定术。

5.4 功能锻炼

骨折复位和固定后，立即进行足趾主动屈伸活动，直腿抬高锻炼。单纯外固定者，1个月后拆除外固定，不负重主动活动踝关节，坐位滚轴练功；3个月后扶拐保护，逐渐下地行走。内固定牢固者，术后即可行足趾、踝关节主动屈伸活动，直腿抬高锻炼；术后3个月扶拐保护，逐渐下地行走。

肩关节周围炎

1 范围

本《指南》规定了肩关节周围炎的诊断、辨证和治疗。

本《指南》适用于肩关节周围炎的诊断和治疗。

2 术语和定义

下列术语和定义适用于本《指南》。

肩关节周围炎 periarthritis of shoulder

肩关节周围炎简称肩周炎，是肩周软组织（包括肩周肌、肌腱、滑囊和关节囊等）病变引起的以肩关节疼痛和功能障碍为特征的疾病。根据其临床表现和古代医籍的描述，可归属于"漏肩风"、"肩凝"等范畴。

3 诊断

3.1 诊断要点

3.1.1 病史

病程长短不一，由外伤或者着凉等原因引起。

3.1.2 症状体征

肩关节疼痛，压痛，活动受限。

3.1.3 影像检查

急性期 X 线检查一般呈阴性，慢性期 X 线平片可见到肩部骨质疏松，或冈上肌腱、肩峰下滑囊钙化征。

3.2 分类

3.2.1 肩周炎急性期

起病急骤，疼痛剧烈，肌肉痉挛，关节活动受限。夜间痛剧，压痛范围广泛，喙突、喙肱韧带、肩峰下、冈上肌、肱二头肌长头腱、四边孔等部位均可出现压痛。急性期可持续 2～3 周。X 线检查一般呈阴性。

3.2.2 肩周炎慢性期

疼痛相对减轻，但压痛仍较广泛，关节功能受限发展到关节僵硬，梳头、穿衣、举臂托物均感动作困难。肩关节周围软组织呈冻结状态。年龄较大或病程较长者，本期可持续数月乃至一年以上。

3.2.3 肩周炎功能恢复期

患者肩关节隐痛或不痛，功能可恢复到正常或接近正常。

3.3 鉴别诊断

3.3.1 肩关节结核

常伴肺结核。有低热、消瘦等全身症状。多发于成年人，亦可发生于任何年龄。血沉快，可达 50mm/h 以上。X 线片可见骨质明显疏松、骨质破坏及坏死形成，甚至出现肩关节半脱位。

3.3.2 颈椎间盘突出症

急性发病。以神经根性剧痛为主，即疼痛沿神经分布区放射至前臂及手部，并伴有感觉及肌力改变。颈部活动受限而肩关节活动正常。

3.3.3 骨肿瘤

原发骨肿瘤多见于青少年，年老患者多为转移癌，故全身症状明显。血象检查多为阳性。X 线检查可资鉴别。

3.3.4 肩袖损伤

肩袖损伤后患者常感肩外侧疼痛较甚，外展时疼痛加剧，肩部主动外展受限，肱骨大结节部有明显按压痛。肌肉瘫痪时肩关节显示脱位状态。肩关节镜检查可资鉴别。

4 辨证

4.1 寒湿痹阻证

肩部窜痛，遇风寒痛增，得温痛缓，畏风恶寒，或肩部沉重感。舌质淡，苔薄白或腻，脉弦滑或弦紧。

4.2 血瘀气滞证

肩部肿胀，疼痛拒按，以夜间为甚。舌质淡或有瘀斑，舌苔白或薄黄，脉弦或细涩。

4.3 气血亏虚证

肩部酸痛日久，肌肉萎缩，关节活动受限，劳累后痛重，伴头晕目眩、气短懒言、心悸失眠、四肢乏力。舌质淡，苔少或白，脉细弱或沉。

5 治疗

5.1 治疗原则

肩关节周围炎以中药辨证施治及手法治疗为主。手法早期应以舒筋通络，祛瘀止痛，加强筋脉功能为主；晚期则以剥离粘连，滑利关节，恢复关节活动功能为主。

5.2 手法治疗

5.2.1 施术部位及取穴

伤侧肩关节周围，肩胛部及上臂。取穴肩髃、肩贞、肩井、肩三俞（肩中俞、肩外俞、肩内俞）、天宗、秉风、缺盆、极泉、巨骨、曲池。

5.2.2 手法操作

患者取坐位（体虚者可取卧位），术者立于伤侧进行。常规手法分六个步骤，每次治疗25分钟，每日1次，刺激量应因人、因症而定。冻结期可用扳动手法松解粘连。

5.2.2.1 分推抚摩肩部法

术者以双手大鱼际或掌部着力，在患肩周围作前后、内外分推及抚摩数十遍。

5.2.2.2 揉㨰肩周上臂法

术者用单、双手掌或多指揉肩关节周围及上臂数分钟；然后用左手握伤肢前臂并托起肘部，将上臂外展并前后活动肩关节，同时用右手小鱼际或掌指关节在肩部周围及上臂施㨰法5分钟左右。

5.2.2.3 揉拨肩胛周围法

术者一手固定肩部，另一手鱼际或掌根部自肩胛骨脊柱缘由上而下揉数遍，拇指拨2~3遍；而后，以食、中、环三指从肩胛骨脊柱缘插入肩胛骨前方，拨理肩胛下肌3~5遍，拇指或大鱼际揉、拨肩胛骨腋窝缘数遍。

5.2.2.4 按摩腧穴痛点法

术者用双手拇指按压中府、天宗、肩贞、肩内俞，拇指重揉压肩外俞、秉风、巨骨、缺盆、肩髃，揉拨极泉及肩部痛点各半分钟左右。

5.2.2.5 被动运动肩部法

根据肩关节不同方向的运动障碍，可选用下列方法：

5.2.2.5.1 推肩拉肘内收法：术者立于健侧后方，一手推住健侧肩部（固定），另一手从健侧胸前托其伤侧肘部，缓缓牵拉使其内收，在极度内收位用体侧抵紧健侧肩后部，一手空拳叩击伤侧肩部周围数遍。

5.2.2.5.2 前屈后伸捏筋法：术者立于伤侧，一手托握伤肢肘部，使上臂前屈后伸，另一手在上臂后伸位捏拿肩前筋，前屈位捏拿肩后筋。

5.2.2.5.3 扣肩揉搓扛动法：术者于伤侧半蹲式，用肩扛住伤肢上臂，双手置于肩部前后，进行协调的揉搓动肩，以肩部温热感为度。

5.2.2.5.4 下拉上提牵伸法：术者立于伤侧，用一前臂插入伤肢腋下向外上方托扳，同时另一手握伤肢腕部，缓缓向后下牵拉数次；而后前屈上提伤肢，上提幅度应以患者能耐受为度。

5.2.2.5.5 环转活动肩部法：患者取低坐位。术者立于伤侧后方，用一手固定肩部，另一手握拿伤肢腕部，托起前臂（嘱患者配合），作顺时针或逆时针方向最大限度的环转活动。

5.2.2.6 拍打患臂拿肩法

术者立于伤侧，用双掌或空拳由肩部至前臂往返拍打（掌拍拳打），双手掌相对往返舒搓伤肢数遍，牵拉伤肢；继之，双手拇、食指捏肩井，多指捏拿肩部结束。

5.2.2.7 扳动手法

对冻结期，肩关节广泛粘连，肩部僵硬，疼痛虽消失而运动未正常的患者可以用扳动类手法松解肩部粘连。此法在颈丛麻醉或全麻下使肌肉放松，施行手法扳动。患者卧位，术者一手握住肘关节，另一手握住肩部，同时助手抵住肩胛骨，避免在手法扳动时肩胛胸壁关节的活动。术者先使肱骨头慢慢内外旋转，然后再使患肢前屈、外旋、上举及外展、外旋、上举和后伸、内旋、摸背，扳动的范围由小到大，经过反复多次的动作，直至肩关节能达到正常活动范围。松解完毕，进行关节腔穿刺，抽出关节内积血（系剥离创面出血，一般约 5～10ml），再注入透明质酸酶 2ml，以防止粘连，同时肩部外敷消瘀止痛药膏，1～2 天局部和肿胀减轻后，应积极做患肩功能锻炼。高龄或严重骨质疏松的患者，麻醉下手法松解应禁用。

5.3 药物治疗

5.3.1 中药内治

5.3.1.1 寒湿痹阻证

治法：祛寒化湿，宣痹通络

主方：三痹汤（《校注妇人良方》）加减。

常用药：独活、羌活、秦艽、川芎、熟地黄、白芍、茯苓、防风、细辛、当归、杜仲、当归、黄芪、续断等。

5.3.1.2 血瘀气滞证

治法：活血化瘀，行气止痛。

主方：身痛逐瘀汤（《医林改错》）加减。

常用药：秦艽、川芎、桃仁、红花、羌活、没药、当归、五灵脂、香附、牛膝、地龙等。

5.3.1.3 气血亏虚证

治法：补气养血，舒筋通络。

主方：黄芪桂枝五物汤（《金匮要略》）加味。

常用药：黄芪、当归、桂枝、白芍、炙甘草、威灵仙、穿山甲、防风、蜈蚣、羌活、生姜、大枣等。

5.3.2 中药外治

舒筋活血类膏药适用于血瘀气滞证或气血亏虚证。

5.4 功能锻炼

在治疗过程中，应积极主动地进行肩关节的屈伸旋转及内收外展等活动。

锁 骨 骨 折

1 范围

本《指南》规定了锁骨骨折的诊断、辨证和治疗。

本《指南》适用于锁骨骨折的诊断和治疗。

2 术语和定义

下列术语和定义适用于本《指南》。

锁骨骨折 clavicle fracture

凡发生于锁骨全长的骨折均称为锁骨骨折。

3 诊断

3.1 诊断要点

3.1.1 病史

有明确的肩部间接或直接外伤史。

3.1.2 症状体征

骨折局部疼痛、肿胀、压痛明显，有移位的骨折可触及异常活动及骨擦音。

3.1.3 影像检查

X线正位片可确定骨折类型及移位情况，但不易发现骨折前后重叠移位，必要时可摄锁骨侧位片。

3.2 分类

3.2.1 一类

锁骨中段或中外1/3交界骨折。

3.2.1.1 Ⅰ型

儿童骨折，多为青枝形或横断形，受胸锁乳突肌牵拉，骨折处形成向上或后上弯曲的弓形。

3.2.1.2 Ⅱ型

成人骨折，多为横形、斜形或粉碎形，骨膜多已完全断裂。骨折端发生重叠移位。骨折近端因受胸锁乳突肌牵拉，向上向后移位，骨折远端因上肢重力的作用向下移位。

3.2.2 二类

锁骨外端骨折（骨折线位于喙锁韧带外侧）。

3.2.2.1 Ⅰ型

骨折无明显移位，喙锁韧带完整。

3.2.2.2 Ⅱ型

骨折有移位，喙锁韧带从骨折近端止点处剥离，骨折远端受上肢重力牵拉向前下移位，并随肩胛骨的活动而活动。

3.2.2.3 Ⅲ型

锁骨外端关节面骨折，早期不易诊断，常被漏诊，易导致创伤性关节炎。

3.2.3 三类

锁骨内端骨折（骨折线位于肋锁韧带附近）。

3.2.3.1 Ⅰ型

骨折无明显移位，肋锁韧带完整。

3.2.3.2　Ⅱ型

骨折有移位，肋锁韧带断裂，骨折远端受上肢重力牵拉向前下移位，骨折近端受胸锁乳突肌牵拉向上向后移位。

3.3　鉴别诊断

成人锁骨骨折X线片诊断较为明确，但需注意与病理性骨折进行鉴别。

儿童锁骨骨折需与先天性锁骨假关节、锁颅发育不全、锁骨内端骨骺分离、肩锁关节脱位相鉴别。先天性锁骨假关节多发生在右侧锁骨，随着年龄增长，畸形加重，应与产伤所致锁骨骨折相鉴别。X线表现为锁骨中外1/3处假关节形成，两骨折端接近并表现为鳞茎状的团块。不产生临床症状和功能障碍。一般不需特殊治疗。锁颅发育不全为家族遗传性膜内成骨发育异常的疾患。可累及锁骨、颅面骨以及骨盆、脊柱、手脚骨，造成相应的畸形。临床表现为锁骨全部或部分缺如。锁骨内端骨骺分离因锁骨内端骨骺骨化较晚，闭合最迟，因此儿童锁骨内端外伤时，较少发生胸锁关节脱位或骨折，而更易发生骨骺分离。儿童的锁骨外端骨折在临床上及X线片有时也难与肩锁关节分离相鉴别，必要时可行CT检查。

4　辨证

4.1　早期

伤后1~2周，肌肉、筋脉受损，血离经脉，瘀积不散，其主症是气血凝滞而产生的局部肿胀、疼痛。

4.2　中期

伤后2~3周，虽损伤症状改善，肿胀瘀阻渐趋消退，疼痛逐步减轻，但瘀阻去而未尽，疼痛减而未止。

4.3　后期

受伤3周后，瘀肿已消，但筋骨尚未坚实，功能尚未完全恢复，气血亏损，体质虚弱。

5　治疗

5.1　治疗原则

各类Ⅰ型锁骨骨折可采用腕颈带悬吊固定。一类Ⅱ型骨折，年龄大于10岁，未合并严重血管神经损伤者可采用钳持端提回旋手法复位经皮逆行穿针内固定；部分患者不愿或因有手术禁忌而不能接受闭合复位经皮逆行穿针内固定的，可采用"8"字绷带固定。二类Ⅱ型、Ⅲ型及三类Ⅱ型骨折可采用闭合复位经皮顺行穿针内固定治疗。伤口超过2cm或伤口小于2cm但污染严重的开放骨折、合并严重血管神经损伤、骨不连、患者坚决要求解剖复位时，可采用切开复位内固定。

5.2　非手术治疗

5.2.1　手法复位外固定疗法

5.2.1.1　复位方法

患者坐凳上，双手叉腰，抬头挺胸。助手在其背后，一足踏于凳缘上，将膝部顶住患者背部正中，双手握其两肩外侧，向背后徐徐拔伸，以矫正骨折端重叠移位。术者站于患者前面，以两手拇、食、中指分别捏住两骨折端，将骨折远端向前向下推按，骨折远端向后向上端提，矫正侧方移位。

5.2.1.2　固定方法

手法整复后，两腋下各置棉垫，然后以"8"字绷带或双圈固定。"8"字绷带固定时须挺胸、双肩关节充分外展后伸；双圈固定时，要选择大小适当的纱布棉圈，背后拉紧双圈，迫使双肩后伸，加大双肩外展。固定后，用三角巾悬吊患肢于胸前。锁骨骨折一般固定1个月即可解除固定，行功能锻炼。固定期间需注意观察松紧度，必要时作出调整。

5.2.2 药物治疗

5.2.2.1 中药内治

5.2.2.1.1 早期：骨折早期瘀血不去则新血不生，皮肉筋骨失去正常濡养，修复之机受到影响，治当破瘀行气，消肿止痛。由于气血损伤的偏重，寒热的各异，年龄及体质的强弱不同，在"破"法中又分以下各法。

5.2.2.1.1.1 行气活血法

主方：桃红四物汤（《医垒元戎》）加减。

常用药：桃仁、川芎、当归、赤芍、生地黄、红花、牡丹皮、制香附、延胡索。

5.2.2.1.1.2 攻下逐瘀法

主方：桃核承气汤（《伤寒论》）加减。

常用药：桃仁、桂枝、大黄、芒硝、甘草。

5.2.2.1.1.3 清热凉血法

主方：五味消毒饮（《医宗金鉴》）加减。

常用药：金银花、野菊花、蒲公英、紫花地丁、紫背天葵。

5.2.2.1.2 中期：伤损诸症经过早期治疗，肿胀消退，疼痛减轻，但瘀肿虽消而未尽，断骨虽连而未坚，其治疗以"和"法为主，具体分为和营止痛法、接骨续筋法。

5.2.2.1.2.1 和营止痛法

主方：和营止痛汤（《伤科补要》）加减。

常用药：赤芍、当归、川芎、苏木、陈皮、乳香、桃仁、川续断、乌药、没药、木通、甘草。

5.2.2.1.2.2 接骨续筋法

主方：续骨活血汤（《中医伤科学讲义》）加减。

常用药：当归、赤芍、白芍、生地黄、红花、地鳖虫、骨碎补、煅自然铜、川续断、积雪草、乳香、没药。

5.2.2.1.3 后期：损伤日久，正气必虚，故后期宜采用"补"法，可分为补气养血法、补养脾胃法、补益肝肾法。此外，由于损伤日久，瘀血凝结，筋肌粘连挛缩，复感风寒湿邪，关节酸痛、屈伸不利者颇为多见，故后期除补养法外，舒筋活络法、温通经络法也较为常用。

5.2.2.1.3.1 补气养血法

主方：八珍汤（《丹溪心法》）加减。

常用药：当归、川芎、白芍、熟地黄、人参、白术、茯苓、炙甘草。

5.2.2.1.3.2 补益肝肾法

主方：壮筋养血汤（《伤科补要》）加减。

常用药：白芍、当归、川芎、川断、红花、生地黄、牛膝、牡丹皮、杜仲。

5.2.2.1.3.3 补养脾胃法

主方：补中益气汤（《内外伤辨惑论》）加减。

常用药：黄芪、人参、白术、炙甘草、当归、陈皮、升麻、柴胡、生姜、大枣。

5.2.2.1.3.4 舒筋活络法

主方：舒筋汤（《医略六书》）加减。

常用药：白芍、熟地黄、菊花、牡丹皮、牛膝、秦艽、白术、枸杞、玉竹。

5.2.2.1.3.5 温通经络法

主方：麻桂温经汤（《伤科补要》）。

常用药：麻黄、桂枝、红花、白芷、细辛、桃仁、赤芍、甘草。

锁骨骨折除按骨折三期辨证用药之外，若出现骨折迟缓愈合者，应重用接骨续伤药，如土鳖虫、自然铜、骨碎补之类；闭合骨折若合并神经损伤，在骨折复位夹板固定后，内服药还应加入行气活血、通经活络之品，如黄芪、地龙等。

5.2.2.2 中药外治

应用于锁骨骨折的外用药主要有消瘀退肿的双柏膏、舒筋活血的舒筋活络膏、接骨续筋的驳骨散等。对于新伤瘀血积聚者可选用海桐皮汤；陈伤风湿冷痛、瘀血已初步消散者，可选用上肢损伤洗方。

5.2.2.3 中成药

红药贴膏（气雾剂）外贴、沈阳红药胶囊（片）：适用于早期。

伤科接骨片、接骨七厘片：适用于中期。

5.3 手术治疗

5.3.1 适应证

成人锁骨横形、斜形或粉碎形骨折；伤口超过 2cm 或伤口小于 2cm 但污染严重的开放骨折；合并严重血管神经损伤；骨不连。

5.3.2 手术方法

5.3.2.1 闭合复位经皮穿针内固定

适用于绝大多数闭合骨折，尤其是一类Ⅱ型锁骨骨折。

5.3.2.2 切开复位钢板螺钉固定术

适用于各部位、各种类型闭合骨折，非手术疗法治疗失败者，尤其适用于粉碎性骨折、不稳定性骨折。

5.3.2.3 植骨内固定术

适用于陈旧性骨折畸形愈合或不愈合。

5.3.2.4 神经损伤探查术

开放性骨折合并神经损伤、有证据表明臂丛神经被骨块卡住或嵌入骨端间者，或神经损伤经非手术疗法治疗 3 个月未能恢复者，可做桡神经探查术。

5.3.2.5 血管损伤探查术

合并有锁骨下动静脉损伤者应行手术探查，骨折内固定，并修复损伤的血管。

5.4 功能锻炼

骨折复位固定后即可开始手指、腕、肘关节的屈伸活动。2 周后可逐渐活动肩关节，注意在骨折愈合前肩关节屈伸、外展范围不能超过 90°，禁止做肩关节上举动作。

————————

肱骨干骨折

1 范围

本《指南》规定了肱骨干骨折的诊断、辨证和治疗。

本《指南》适用于肱骨干骨折的诊断和治疗。

2 术语和定义

下列术语和定义适用于本《指南》。

肱骨干骨折   fracture of shaft of humerus

肱骨干骨折是指肱骨外科颈下 1cm 至内外髁上 2cm 处的骨折。肱骨干骨折很常见。肱骨干中下 1/3 交界处后外侧有一桡神经沟，有桡神经通过，紧贴骨干，故中下 1/3 交界处骨折易并发神经损伤。

3 诊断

3.1 诊断要点

3.1.1 病史

有明确外伤史。

3.1.2 症状体征

伤后上臂肿胀疼痛、压痛，肩关节活动障碍，骨折局部有环形压痛及纵轴叩击痛。多为有移位骨折，上臂有短缩或成角畸形，并有异常活动和骨擦音。

3.1.3 影像检查

摄肱骨 X 线正侧位片可明确骨折的部位、类型和移位情况。

3.2 分类

3.2.1 肱骨上 1/3 骨折

多由直接暴力所致。伤肢肿胀，压痛，功能障碍，可有短缩畸形。X 线检查：骨折近端向前内移位，远端多向外上移位。

3.2.2 肱骨中 1/3 骨折

多由直接暴力所致。伤肢压痛，叩击痛，功能受限。X 线检查：近端多向外、向前移位，远端向上移位。也可有断端分离。肱骨中下 1/3 骨折常可损伤桡神经。

3.2.3 肱骨下 1/3 骨折

多由间接暴力所致。伤肢下段明显肿胀、压痛。X 线检查：骨折可有成角、缩短及内旋畸形，骨折线常呈斜形或螺旋形。

3.3 鉴别诊断

3.3.1 肱骨外科颈骨折

肱骨外科颈位于解剖颈下方 2~3cm，是肱骨头松质骨和肱骨干皮质骨交界的部位，很易发生骨折。各种年龄均可发生，老年人较多见。

3.3.2 肱骨髁上骨折

肱骨髁上骨折以小儿最多见，占儿童肘部骨折的 30%~40%，好发年龄为 5~12 岁。早期处理不当易发生缺血性挛缩，晚期可出现肘内翻等畸形。

4 辨证

4.1 早期

伤后 1~2 周，肌肉、筋脉受损，血离经脉，瘀积不散，其主症是气血凝滞而产生的局部肿胀、疼痛。

4.2 中期

伤后2～3周，虽损伤症状改善，肿胀瘀阻渐趋消退，疼痛逐步减轻，但瘀阻去而未尽，疼痛减而未止。

4.3 后期

受伤3周后，瘀肿已消，但筋骨尚未坚实，功能尚未完全恢复，气血亏损，体质虚弱。

5 治疗

5.1 治疗原则

肱骨干骨折无移位或移位不明显者，用四块小夹板加压垫固定4周，防止骨折移位即可。对有明显移位的骨折，应进行手法整复，然后用小夹板加压垫固定。对粉碎性不稳定性骨折，或复位后难以固定的多段性骨折，可用外固定支架进行固定。对严重的开放性骨折，或骨折不愈合，以及合并神经、血管损伤者，应手术治疗。同时，根据中医骨伤科三期辨证，配合以内服及外用药物治疗。

5.2 非手术治疗

5.2.1 手法复位外固定疗法

5.2.1.1 复位方法

伤员端坐位或仰卧位，一助手用布带穿过患侧腋窝或两手握住伤侧的腋窝及肩部并向上提，另一助手用双手握住伤肢的肘部或前臂部，沿上臂纵轴向下对抗牵引。牵引力不宜过大，以免过牵，待重叠移位矫正后，根据骨折不同部位的移位情况进行整复。

5.2.1.1.1 上1/3骨折

在维持牵引下，术者用两手的拇指抵住骨折远段的外侧，其余四指环抱骨折近段的内侧，将近端托起向外，使断端微向外成角，继而拇指自外向内推按远端，即可复位。

5.2.1.1.2 中1/3骨折

在维持牵引下，术者用两拇指抵住骨折近段外侧推向内，其余四指环抱骨折远段内侧向外，纠正移位后，术者捏住骨折部，助手徐徐放松牵引，使断端互相接触，微微摇摆骨折远端，或从前后内外以两手掌相对挤压骨折处，可感到断端摩擦音逐渐减小，直至消失，骨折处平直，表示已基本复位。

5.2.1.1.3 下1/3骨折

多为螺旋或斜形骨折，仅需轻微力量牵引，矫正成角畸形，将两斜面挤按复位。

5.2.1.2 固定方法

5.2.1.2.1 夹板固定：前后内外四块夹板，其长度视骨折部位而定。上1/3骨折要超肩关节，下1/3骨折要超肘关节，中1/3骨折则平上、下关节，并应注意前夹板下端不能压迫肘窝。如果移位已完全纠正，可在骨折部的前后方各放一长方形大固定垫，将上、下骨折端紧密包围。若仍有轻度侧方移位时，可利用固定垫两点加压；若仍有轻度成角，可利用固定垫三点加压，使其逐渐复位。若碎骨片不能满意复位时，也可用固定垫将其逐渐压回，但应注意固定垫厚度宜适中，防止皮肤压迫性坏死。在桡神经沟部位不要放固定垫，以防桡神经受压而麻痹。固定时间成人6～8周，儿童3～5周。中1/3处骨折是迟缓愈合和不愈合的好发部位，固定时间应适当延长，经X线复查见有足够骨痂生长才能解除固定。固定后肘关节屈曲90°，以木托板将前臂置于中立位，患肢悬吊在胸前。定期复查X线片，以及时发现在固定期间骨折端是否有分离移位。若发现断端分离，应加用弹性绷带，上下缠绕肩、肘部，使断端受到纵向挤压而逐渐接近。

5.2.1.2.2 牵引加小夹板固定：适用于肱骨蝶形粉碎性骨折移位严重，且复位后折端不稳定者。可选用上肢外展前臂半屈位皮肤牵引加小夹板外固定，置外展支架2～3周，维持负重2～3kg，应定期拍片检查骨折对位情况。

5.2.2 药物治疗

5.2.2.1 中药内治

5.2.2.1.1 早期：骨折早期瘀血不去则新血不生，皮肉筋骨失去正常濡养，修复之机受到影响，治当破瘀行气，消肿止痛。由于气血损伤的偏重，寒热的各异，年龄及体质的强弱不同，在"破"法中又分以下各法。

5.2.2.1.1.1 行气活血法

主方：桃红四物汤（《医垒元戎》）加减。

常用药：桃仁、川芎、当归、赤芍、生地黄、红花、牡丹皮、制香附、延胡索。

5.2.2.1.1.2 攻下逐瘀法

主方：桃核承气汤（《伤寒论》）加减。

常用药：桃仁、桂枝、大黄、芒硝、甘草。

5.2.2.1.1.3 清热凉血法

主方：五味消毒饮（《医宗金鉴》）加减。

常用药：金银花、野菊花、蒲公英、紫花地丁、紫背天葵。

5.2.2.1.2 中期：伤损诸症经过早期治疗，肿胀消退，疼痛减轻，但瘀肿虽消而未尽，断骨虽连而未坚，其治疗以"和"法为主，具体分为和营止痛法、接骨续筋法。

5.2.2.1.2.1 和营止痛法

主方：和营止痛汤（《伤科补要》）加减。

常用药：赤芍、当归、川芎、苏木、陈皮、乳香、桃仁、川续断、乌药、没药、木通、甘草。

5.2.2.1.2.2 接骨续筋法

主方：续骨活血汤（《中医伤科讲义》）加减。

常用药：当归、赤芍、白芍、生地黄、红花、地鳖虫、骨碎补、煅自然铜、川续断、积雪草、乳香、没药。

5.2.2.1.3 后期：损伤日久，正气必虚，故后期宜采用"补"法，可分为补气养血法、补养脾胃法、补益肝肾法。此外，由于损伤日久，瘀血凝结，筋肌粘连挛缩，复感风寒湿邪，关节酸痛。屈伸不利者颇为多见，故后期除补养法外，舒筋活络法、温通经络法也较为常用。

5.2.2.1.3.1 补气养血法

主方：八珍汤（《丹溪心法》）加减。

常用药：当归、川芎、白芍、熟地黄、人参、白术、茯苓、炙甘草。

5.2.2.1.3.2 补益肝肾法

主方：壮筋养血汤（《伤科补要》）加减。

常用药：白芍、当归、川芎、川断、红花、生地黄、牛膝、牡丹皮、杜仲。

5.2.2.1.3.3 补养脾胃法

主方：补中益气汤（《内外伤辨惑论》）加减。

常用药：黄芪、人参、白术、炙甘草、当归、陈皮、升麻、柴胡、生姜、大枣。

5.2.2.1.3.4 舒筋活络法

主方：舒筋汤（《医略六书》）加减。

常用药：白芍、熟地黄、菊花、牡丹皮、牛膝、秦艽、白术、枸杞、玉竹。

5.2.2.1.3.5 温通经络法

主方：麻桂温经汤（《伤科补要》）。

常用药：麻黄、桂枝、红花、白芷、细辛、桃仁、赤芍、甘草。

肱骨干骨折除按骨折三期辨证用药之外，若出现骨折迟缓愈合者，应重用接骨续伤药，如土鳖虫、自然铜、骨碎补之类；闭合骨折若合并神经损伤，在骨折复位夹板固定后内服药还应加入行气活血、通经活络之品，如黄芪、地龙等。

5.2.2.2 中药外治

应用于肱骨干骨折的外用药主要有消瘀退肿的双柏膏、舒筋活血的舒筋活络膏、接骨续筋的驳骨散等。对于新伤瘀血积聚者可选用海桐皮汤；陈伤风湿冷痛、瘀血已初步消散者，可选用上肢损伤洗方。

5.2.2.3 中成药治疗

红药贴膏（气雾剂）外贴、沈阳红药胶囊（片）：适用于早期。

伤科接骨片、接骨七厘片：适用于中期。

5.3 手术治疗

5.3.1 适应证

非手术疗法治疗不能达到满意的对位和对线；合并的肢体损伤需要早期活动；多段骨折；病理性骨折；骨折伴有大血管损伤；在 Holstein 和 Lewis 所描述的肱骨远端螺旋骨折中，采用手法复位或应用夹板或石膏固定后出现桡神经麻痹；伴发损伤的治疗要求卧床休息；漂浮肘。

5.3.2 手术方法

5.3.2.1 带锁髓内钉固定术

适用于肱骨干中1/3骨折。

5.3.2.2 钢板螺钉固定术

适用于各部位、各种类型闭合骨折，非手术治疗失败者，尤其适用于粉碎性骨折、不稳定性骨折。

5.3.2.3 拉力螺丝钉固定术

适用于长螺旋形骨折。

5.3.2.4 髓内针固定术

适用于儿童。

5.3.2.5 植骨内固定术

用于陈旧性骨折畸形愈合或不愈合。

5.3.2.6 外固定支架固定术

用于肱骨干开放性骨折。

5.3.2.7 神经损伤探查术

开放性骨折合并神经损伤、有证据表明桡神经被骨块卡住或嵌入骨端间者，或神经损伤经非手术治疗3个月未能恢复者，可做桡神经探查术。

5.3.2.8 血管损伤探查术

合并有血管损伤应行手术探查，骨折内固定，并修复损伤动脉。

5.4 功能锻炼

骨折复位和固定后，立即进行伸屈指、掌、腕关节的活动。肿痛消退后，逐渐作肘、肩关节活动，如伸指握拳、吊臂屈肘、耸肩等锻炼。骨折后期伤肢运动量应逐渐加大，手法复位夹板固定者，骨折达临床愈合，去除夹板后，可作肩、肘关节综合锻炼。

肱骨内髁骨折

1 范围

本指南规定了肱骨内髁骨折的诊断、辨证、治疗。

本指南适用于肱骨内髁骨折的诊断和治疗。

2 术语和定义

下列术语和定义是用于本《指南》。

肱骨内髁骨折 fracture of external condyle of humerus

肱骨内髁骨折是指肱骨内髁部位包括肱骨滑车及内上髁的骨折。肱骨内髁骨折是一种较为少见的损伤，多见于少年和儿童。因其病变的形式和外髁骨折极为相似且相互对应，所以亦称之为"镜面骨折"或"影像骨折"，但其发病率远较外髁骨折低。根据 X 线片的表现不同，也可分为发育期肱骨内髁骨折与成年期肱骨内髁骨折两类，发育期肱骨内髁骨折为骨骺骨折。

3 诊断

3.1 诊断要点

3.1.1 病史

有明确外伤史。

3.1.2 症状体征

外伤后肘关节肿胀、疼痛，尤以内部明显，活动受限。查体见肘关节处于半屈曲位，活动明显受限，肘关节肿胀，可见皮下瘀斑，内髁部有明显压痛，有时可触及内髁骨折块骨擦感。

3.1.3 影像检查

X 线正侧位片可明确骨折的部位、类型和移位情况。儿童肱骨滑车内侧骨骺出现时间为 9 ~ 14 岁，在骨骺骨化中心未出现之前发生的骨折，因其未骨化，软骨在 X 线上不显影。对于诊断有困难的病例可拍健侧相同位置的 X 线片加以鉴别，必要时可行 CT 或 MRI 检查。

3.2 分类

Ghawabi 根据骨块移位情况将肱骨内髁骨折分为以下三种类型。

3.2.1 Ⅰ型

骨折后无移位，骨折自滑车关节面斜行向内上方，至内上髁上方。

3.2.2 Ⅱ型

骨折块轻度向尺侧或内上方移位，但不旋转。

3.2.3 Ⅲ型

骨折块明显旋转移位，常为冠状面旋转，也可同时伴有矢状面旋转。骨折面多指向尺侧与后侧。

3.3 鉴别诊断

本病需与肘关节脱位相鉴别。脱位常见于青壮年，而肱骨内髁骨折好发于少年及儿童。脱位时，压痛点较广泛，伴有弹性固定及肘关节异常活动，关节囊空虚凹陷；骨折多伴皮下瘀斑，肿胀处以肘部内侧为主，压痛点位于内髁处，有骨擦音，但无弹性固定畸形。X 线检查可明确诊断。

4 辨证

4.1 早期

伤后 1 ~ 2 周，肌肉、筋脉受损，血离经脉，瘀积不散，其主症是气血凝滞而产生的局部肿胀、疼痛。

4.2 中期

伤后 2 ~ 3 周，虽损伤症状改善，肿胀瘀阻渐趋消退，疼痛逐步减轻，但瘀阻去而未尽，疼痛减而未止。

4.3　后期

受伤3周后，瘀肿已消，但筋骨尚未坚实，功能尚未完全恢复，气血亏损，体质虚弱。

5　治疗

5.1　治疗原则

肱骨内髁骨折既是关节内骨折，又是骨骺损伤，治疗时应该遵循关节内骨折及骨骺损伤的治疗原则。无论采取何种治疗方法，应力求使骨折达到解剖复位或近似解剖复位。复位不满意不仅妨碍关节功能恢复，而且可能引起生长发育障碍，继而发生肢体畸形及创伤性关节炎。

5.2　非手术疗法

5.2.1　手法复位外固定疗法

Ⅰ型骨折可行长臂石膏后托固定伤肢于屈肘90°、前臂旋前位，1周后摄X线片复查。如石膏托松动，则更换石膏托；如骨折移位，则应采取其他措施。一般4周后去除石膏托，行肘关节功能练习。Ⅱ型及Ⅲ型骨折可行闭合手法复位：局麻或臂丛神经阻滞麻醉下将伤肢屈曲90°，前臂旋前位。术者一手鱼际肌抵住肘外侧，另一手鱼际部抵住患者肘内侧，用拇指按压移位骨块，向桡侧上方推按加压，复位后屈肘90°位石膏加压塑形固定。

5.2.2　药物治疗

5.2.2.1　中药内治

5.2.2.1.1　早期

治法：活血祛瘀，消肿止痛。

主方：肢伤一方（《外伤科学》）加减。

常用药：当归，赤芍、桃仁、黄柏、防风、木通、甘草、生地黄、乳香等。

5.2.2.1.2　中期

治法：接骨续筋，和营生新。

主方：肢伤二方（《外伤科学》）加减。

常用药：当归、赤芍、川续断、威灵仙、薏苡仁、桑寄生、骨碎补、五加皮等。

5.2.2.1.3　后期

治法：补肝肾，壮筋骨。

主方：肢伤三方（《外伤科学》）加减。

常用药：当归、白芍、川续断、骨碎补、威灵仙、川木瓜、天花粉、黄芪、熟地黄、土鳖等。

5.2.2.2　中药外治

早期可用双柏膏、定痛膏等外敷，解除外固定以后可用上肢损伤洗方、海桐皮汤等熏洗。

5.2.2.3　中成药

红药贴膏（气雾剂）外贴、沈阳红药胶囊（片）：适用于早期。

伤科接骨片、接骨七厘片：适用于中期。

5.3　手术治疗

5.3.1　适应证

严重Ⅲ型骨折移位；肘部肿胀严重，施行手法复位有困难的某些Ⅱ型骨折；手法复位失败的有移位骨折。

5.3.2　手术方法

在臂丛神经阻滞麻醉或全麻下，取肘内侧切口，切开皮肤和皮下组织，显露骨折后，清除关节内血肿，后以2枚克氏针交叉固定或松质骨螺钉内固定。对于骨骺未闭的儿童骨折，内固定宜采取2枚克氏针交叉固定。因肱骨内髁骨折软骨成分较多，骨折固定时间较肘部其他骨折固定时间长。拆石膏后摄X线片示骨折愈合后拔除克氏针，行肘关节锻炼。

5.4 功能锻炼

有移位的骨折在复位 1 周内仅做手指轻微活动，1 周后逐渐加大指掌腕的活动范围，解除夹板固定后开始进行肘关节屈伸，前臂旋转和腕、手的功能锻炼。

肱骨内上髁炎

1 范围

本《指南》规定了肱骨内上髁炎的诊断、辨证、治疗。

本《指南》适用于肱骨内上髁炎的诊断和治疗。

2 术语和定义

下列术语和定义适用于本《指南》。

肱骨内上髁炎 internal humeral epicondylitis

肱骨内上髁炎是指前臂屈肌总腱肌腱的起始部位疼痛和压痛的慢性劳损性疾病。高尔夫球、垒球等运动时肘关节存在明显的外展应力，而肘内侧有拉张应力，加之腕屈肌的突然收缩而致前臂屈肌止点劳损，故又称高尔夫球肘。凡能使前臂外旋和屈腕运动的工种都易发生此病。其发病机理与肱骨外上髁炎相似，但远不及后者常见。本病中医名为"臂痹"，属于中医学"伤筋"、"肘痛"、"肘劳"范畴。

3 诊断

3.1 诊断要点

本病与肱骨外上髁炎相似，主要表现为内上髁处局限性疼痛和压痛，局部肿胀多不明显，检查时如果前臂外旋，腕关节背伸，肘关节伸直时可引起局部疼痛加剧。X线检查一般无异常变化。

3.2 鉴别诊断

3.2.1 颈椎病

神经根型颈椎病可表现为上肢外侧疼痛，容易和本病相混淆。神经根型颈椎病的上肢外侧疼痛为放射性痛，手及前臂有感觉障碍区，无局限性压痛，可与本病相鉴别。

3.2.2 肱骨外上髁炎

肱骨外上髁炎也有肘部疼痛、活动受限，但其主要表现为外上髁处疼痛和压痛，前臂旋后、腕关节掌屈时，伸直肘关节可引起局部疼痛加剧，与本病在前臂旋后、腕关节背伸时，伸直肘关节可引起局部疼痛加剧有明显区别。

4 辨证

4.1 风寒阻络证

肘部酸痛麻木，屈伸不利，遇寒加重，得温痛缓。舌苔薄白或白滑，脉弦紧或浮紧。

4.2 湿热内蕴证

肘外侧疼痛，有热感，局部压痛明显，活动后疼痛减轻，伴口渴不欲饮。舌苔黄腻，脉濡数。

4.3 气血亏虚证

起病时间较长，肘部酸痛反复发作，提物无力，肘外侧压痛，喜揉喜按，并见少气懒言，面色苍白。舌淡苔白，脉沉细。

5 治疗

5.1 治疗原则

本病疗法与肱骨外上髁炎基本相同，也分为非手术治疗和手术治疗。非手术治疗包括固定制动、手法按摩、物理治疗、中药外敷、局部封闭等，只是在制动时需将患肢固定于腕屈曲位，使前臂屈肌松弛并充分休息。经非手术治疗无效者，可采取手术治疗，手术要点与肱骨外上髁炎的手术要点相同，但剥离与松解的是内上髁附着的屈肌总腱。

5.2 药物治疗

5.2.1 风寒阻络证

治法：祛风散寒，通络宣痹。

主方：蠲痹汤（《医学心悟》）加减。

常用药：羌活、独活、桂枝、秦艽、海风藤、桑枝、当归、川芎、乳香、木香、甘草。

5.2.2 湿热内蕴证

治法：清热除湿

主方：二妙散（《丹溪心法》）加味。

常用药：黄柏、苍术、桑枝、秦艽、当归、乳香、防己。

5.2.3 气血亏虚证

治法：养血荣筋，补气养血

主方：当归鸡血藤汤（《中医伤科学》）加减。

常用药：当归、鸡血藤、桂枝、党参、白术、茯苓、白芍、熟地、川芎、甘草。

5.3 功能锻炼

本病的功能锻炼方法与肱骨外上髁炎基本相同，即以健侧掌根按揉患肢尺侧 2～3 分钟，指揉阿是穴等，以热为度。

肱骨外科颈骨折

1 范围

本《指南》规定了肱骨外科颈骨折的诊断、辨证和治疗。

本《指南》适用于肱骨外科颈骨折的诊断和治疗。

2 术语和定义

下列术语和定义适用于本《指南》。

肱骨外科颈骨折 fracture of surgical neck of humerus

肱骨外科颈骨折是肱骨解剖颈下 2~3cm，相当于大、小结节下缘与肱骨干的交界处骨折。此处又为疏松骨质和致密骨质变界处，常易发生骨折，以老年人多见。紧靠肱骨外科颈内侧有腋神经向后进入三角肌内，臂丛神经、腋动静脉通过腋窝，严重移位骨折时可合并神经血管损伤。

3 诊断

3.1 诊断要点

3.1.1 病史

有明确外伤史。

3.1.2 症状体征

伤后局部有明显疼痛、压痛、肿胀和功能障碍。有移位骨折，上臂处于外展或内收畸形，并有异常活动和骨擦音。

3.1.3 影像检查

3.1.3.1 X 线检查

肩部 X 线正、侧位（穿胸位）摄片可明确骨折的部位、类型和移位情况。

3.1.3.2 MRI 检查

MRI 检查对可疑肱骨外科颈骨折或儿童不典型骨骺滑脱有明显诊断意义。

3.2 分类

3.2.1 肱骨外科颈裂缝骨折

肩部外侧遭受直接暴力，造成肱骨外科颈骨折或同时合并肱骨大结节骨折，骨裂多位于骨膜下。伤肢轻度肿胀、压痛，功能障碍。X 线检查可见肱骨大结节骨裂与外科颈裂纹骨折，无移位。

3.2.2 肱骨外科颈嵌插骨折

由间接暴力所致，伤肢肿胀、压痛。X 线检查可见肱骨外科颈骨折断端互相嵌插。

3.2.3 肱骨外科颈外展型骨折

多由受外展传达暴力所致。伤肢上端疼痛，腋下或上臂内侧见皮下淤血，肿胀，畸形，压痛。X 线检查可见断端外侧嵌插而内侧分离，多向前、内侧突起成角。

3.2.4 肱骨外科颈内收型骨折

多由受内收传达暴力所致。伤肢上端肿胀，肩前部或上臂内侧见皮下淤血，畸形。X 线检查可见断端外侧分离而内侧嵌插，向外侧突起成角。

3.2.5 肱骨外科颈骨折合并肩关节脱位

多由受外展外旋传达暴力所致。由于暴力继续作用于肱骨头，可引起前下方脱位，有时肱骨头受喙突、肩盂或关节囊的阻滞，关节面向内下，骨折面向外上，位于远端的内侧。临床较少见，若处理不当，容易造成患肢严重的功能障碍。X 线检查可见骨折移位及股骨头脱位的方向。

3.3 鉴别诊断

本病需与肩关节前脱位相鉴别。肩关节脱位时，肩峰下触不到大结节，有空虚感，上臂弹性固定，无骨擦音，肩部肿胀较轻，"方肩"畸形，Dugas征阳性。

4 辨证

4.1 早期

伤后1~2周，肌肉、筋脉受损，血离经脉，瘀积不散，其主症是气血凝滞而产生的局部肿胀、疼痛。

4.2 中期

伤后2~3周，虽损伤症状改善，肿胀瘀阻渐趋消退，疼痛逐步减轻，但瘀阻去而未尽，疼痛减而未止。

4.3 后期

受伤3周后，瘀肿已消，但筋骨尚未坚实，功能尚未完全恢复，气血亏损，体质虚弱。

5 治疗

5.1 治疗原则

肱骨外科颈裂纹骨折或嵌插骨折移位不明显者，可用四块小夹板加压垫固定4周，防止骨折移位即可。对有明显移位的骨折，应进行手法整复，然后用小夹板加压垫固定。对粉碎性不稳定性骨折，或复位后难以维持固定的骨折，或严重的开放性骨折，或骨折畸形愈合，影响肩关节功能，以及合并神经、血管损伤者，应手术治疗。同时，根据中医骨伤科三期辨证配合以内服及外用药物治疗。

5.2 非手术疗法

5.2.1 手法复位外固定疗法

5.2.1.1 复位方法

手法复位可选择适当的麻醉方法，以减轻疼痛，有利于复位成功。取坐位或卧位，一助手用布带绕过腋窝向上提拉，屈肘90°，前臂中立位，另一助手握其肘部，沿肱骨纵轴方向牵拉，纠正缩短移位，然后根据不同类型采用不同的复位方法。

5.2.1.1.1 外展型骨折：术者双手握骨折部，两拇指按于骨折近端的外侧，其他各指按骨折远端的内侧向外捺正，助手同时在牵拉下内收其上臂即可复位。

5.2.1.1.2 内收型骨折：术者两拇指压住骨折部向内推，其他四指使远端外展，助手在牵引下将上臂外展即可复位。如成角畸形过大，还可继续将上臂上举过头顶；此时术者立于患者前外侧，用两拇指推挤远端，其他四指挤按成角突出处，如有骨擦感，断端相互抵触，则表示成角畸形矫正。

5.2.1.1.3 骨折合并肩关节脱位：有些可先整复骨折，然后用手法推进肱骨头；亦可先持续牵引，使肩盂间隙加大，纳入肱骨头，然后整复骨折。

5.2.1.2 固定方法

常用3块夹板长固定，夹板长下达肘部，上端超过肩部，夹板上端可钻小孔，系以布带结，以便超关节固定。短夹板一块，由腋窝下达肱骨内上髁以上，夹板的一端用棉花包裹，呈蘑菇头样，即蘑菇头样大头垫夹板。在助手维持牵引下，将棉垫3~4个放于骨折部的周围，短夹板放在内侧。若内收型骨折，大头垫应放在肱骨内上髁的上部；若外展型骨折，大头垫应顶住腋窝部并在成角突起处放一平垫。3块长夹板分别放在上臂前、后、外侧，用3条横带将夹板捆紧，然后用长布带绕过对侧腋下，用棉花垫好打结。固定时间约4周左右。经X线复查见有足够骨痂生长才能解除固定。固定后外展型骨折肘关节屈曲90°，以木托板将前臂置于中立位，患肢悬吊于胸前。定期摄X线片复查，以及时发现在固定期间骨折端是否有移位。对移位明显的内收型骨折，除夹板固定外，尚可配合外展支架固定3周，肩关节置于外展前屈功能位，其角度视移位程度而定。

5.2.2　药物治疗

5.2.2.1　中药内治

5.2.2.1.1　早期：骨折早期瘀血不去则新血不生，皮肉筋骨失去正常濡养，修复之机受到影响，治当破瘀行气，消肿止痛。由于气血损伤的偏重，寒热的各异，年龄、体质的强弱不同，在"破"法中又分以下各法。

5.2.2.1.1.1　行气活血法

　　主方：桃红四物汤（《医垒元戎》）加减。

　　常用药：桃仁、川芎、当归、赤芍、生地黄、红花、牡丹皮、制香附、延胡索。

5.2.2.1.1.2　攻下逐瘀法

　　主方：桃核承气汤（《伤寒论》）加减。

　　常用药：桃仁、桂枝、大黄、芒硝、甘草。

5.2.2.1.1.3　清热凉血法

　　主方：五味消毒饮（《医宗金鉴》）加减。

　　常用药：金银花、野菊花、蒲公英、紫花地丁、紫背天葵。

5.2.2.1.2　中期：伤损诸症经过早期治疗，肿胀消退，疼痛减轻，但瘀肿虽消而未尽，断骨虽连而未坚，其治疗以"和"法为主，具体分为和营止痛法、接骨续筋法。

5.2.2.1.2.1　和营止痛法

　　主方：和营止痛汤（《伤科补要》）加减。

　　常用药：赤芍、当归、川芎、苏木、陈皮、乳香、桃仁、川续断、乌药、没药、木通、甘草。

5.2.2.1.2.2　接骨续筋法

　　主方：续骨活血汤（《中医伤科讲义》）加减。

　　常用药：当归、赤芍、白芍、生地黄、红花、地鳖虫、骨碎补、煅自然铜、川续断、积雪草、乳香、没药。

5.2.2.1.3　后期：损伤日久，正气必虚，故后期宜采用"补"法，可分为补气养血法、补养脾胃法、补益肝肾法。此外，由于损伤日久，瘀血凝结，筋肌粘连挛缩，复感风寒湿邪，关节酸痛、屈伸不利者颇为多见，故后期除补养法外，舒筋活络法、温通经络法也较为常用。

5.2.2.1.3.1　补气养血法

　　主方：八珍汤（《丹溪心法》）加减。

　　常用药：当归、川芎、白芍、熟地黄、人参、白术、茯苓、炙甘草。

5.2.2.1.3.2　补益肝肾法

　　主方：壮筋养血汤（《伤科补要》）加减。

　　常用药：白芍、当归、川芎、川续断、红花、生地黄、牛膝、牡丹皮、杜仲。

5.2.2.1.3.3　补养脾胃法

　　主方：补中益气汤（《内外伤辨惑论》）加减。

　　常用药：黄芪、人参、白术、炙甘草、当归、陈皮、升麻、柴胡、生姜、大枣。

5.2.2.1.3.4　舒筋活络法

　　主方：舒筋汤（《医略六书》）加减。

　　常用药：白芍、熟地黄、菊花、牡丹皮、牛膝、秦艽、白术、枸杞、玉竹。

5.2.2.1.3.5　温通经络法

　　主方：麻桂温经汤（《伤科补要》）。

　　常用药：麻黄、桂枝、红花、白芷、细辛、桃仁、赤芍、甘草。

　　肱骨外科颈骨折除按骨折三期辨证用药之外，由于多见于老年人，应重用补益肝肾、补气养血药，如党参、熟地黄、骨碎补之类；闭合骨折若合并神经损伤，在骨折复位夹板固定后内服药还应加入行气活血、通经活络之品，如黄芪、地龙等。

5.2.2.2 中药外治

应用于肱骨外科颈骨折的外用药主要有消瘀退肿的双柏膏、舒筋活血的舒筋活络膏、接骨续筋的驳骨散等。对于新伤瘀血积聚者可选用海桐皮汤；陈伤风湿冷痛、瘀血已初步消散者可选用上肢损伤洗方。

5.2.2.3 中成药

红药贴膏（气雾剂）外贴、沈阳红药胶囊（片）：适用于早期。

伤科接骨片、接骨七厘片：适用于中期。

5.3 手术治疗

5.3.1 适应证

非手术治疗不能达到满意的对位和对线；合并的肢体损伤需要早期活动；骨折伴有神经、血管损伤，需要手术探查；在 Neer 分型所描述有移位的 2 部分、3 部分及 4 部分骨折。各种手术方式均存在一定欠缺，可依据患者的依从性和骨科医师的技术能力酌情选用。

5.3.2 手术方法

5.3.2.1 经皮克氏针固定术

适用于儿童骨骺滑脱或青壮年骨质坚实者。

5.3.2.2 髓内针固定术

适用于肱骨头完整的外科颈骨折。

5.3.2.3 锁定钢板螺丝钉固定术

是目前公认治疗肱骨外科颈骨折的常规疗法。

5.3.2.4 人工肱骨头置换术

用于陈旧性肱骨外科颈骨折、肱骨头坏死及老年粉碎性骨折。

5.4 功能锻炼

骨折复位和固定后，立即进行伸屈肘、腕、掌指关节的活动。3 周后练习肩关节各方向活动，活动范围应循序渐进，每天练习 10 多次。一般在 4 周左右即可解除外固定。后期应配合中药熏洗，以促进肩关节功能恢复。练功活动对老年患者尤为重要。

肱骨外髁骨折

1 范围

本指南规定了肱骨外髁骨折的诊断、辨证、治疗。

本指南适用于肱骨外髁骨折的诊断和治疗。

2 术语和定义

下列术语和定义适用于本《指南》。

肱骨外髁骨折 fracture of external condyle of humerus

肱骨外髁骨折是指肱骨外髁部位的骨折。肱骨外髁包括非关节面（外髁）和关节面（肱骨小头）两部分，乃至滑车外侧部分及干骺部骨质。损伤机制多为跌倒时手掌着地，间接使桡骨小头与肱骨外髁相互撞击，加之伸肌的猛力收缩和牵拉所致。依年龄与病变特点的不同，可分为发育期肱骨外髁骨折与成年期肱骨外髁骨折两类。发育期肱骨外髁骨折较常见，约占肘部骨折的20％，多见于 5～15 岁的儿童，尤以 6～10 岁多见，多属骨骺骨折。

3 诊断

3.1 诊断要点

3.1.1 病史

有明确外伤史。

3.1.2 症状体征

外伤后肘部疼痛，以肘外侧为主，肘外侧局限性压痛明显，以肘外侧为中心明显肿胀，肘关节呈半屈曲位，活动功能严重障碍，有移位骨折，肱骨外髁部可触及骨折块活动感或骨膜摩擦感，肘后三角关系失常。

3.1.3 影像检查

X 线正侧位片可明确骨折的部位、类型和移位情况。成人 X 线片可见骨小梁中断，骨皮质不连续，有移位者可清楚显示骨折块位置；儿童期肘部的骨化中心出现和闭合时间相差较大，部分在 X 线表现仅是外髁的骨化中心移位，在诊断时必需加以注意。诊断有困难的病例可拍健侧相同位置的 X 线片加以鉴别，必要时可行 CT 或 MRI 检查以明确诊断。

3.2 分类

根据骨折后骨折块移位程度，分为以下四种类型。

3.1.1 Ⅰ型

骨折块无移位，肱桡关系正常。

3.1.2 Ⅱ型

骨折块稍向外移位，折线稍有倾斜，但无旋转，肱桡关系正常。

3.1.3 Ⅲ型

骨折块向外侧同时向后下反转移位，导致骨折面外翻，肱桡关系严重失常。

3.1.4 Ⅳ型

骨折块旋转移位且肘关节向内侧或后外侧脱位，肱桡关系、肱尺关系均失常。

3.3 鉴别诊断

本病应主要与肘关节脱位相鉴别。脱位常见于青壮年，而肱骨外髁骨折好发于 10 岁以下儿童。脱位时，压痛点较广泛，伴有弹性固定及肘关节异常活动，关节囊空虚凹陷；骨折后多伴皮下瘀斑，肿胀处以肘部外侧为主，压痛点位于肱骨外髁处，有骨擦音，但无弹性固定畸形。X 线摄片检查可明确诊断。

4 辨证

4.1 早期

伤后 1～2 周，肌肉、筋脉受损，血离经脉，瘀积不散，其主症是气血凝滞而产生的局部肿胀、疼痛。

4.2 中期

伤后 2～3 周，虽损伤症状改善，肿胀瘀阻渐趋消退，疼痛逐步减轻，但瘀阻去而未尽，疼痛减而未止。

4.3 后期

受伤 3 周后，瘀肿已消，但筋骨尚未坚实，功能尚未完全恢复，气血亏损，体质虚弱。

5 治疗

5.1 治疗原则

肱骨外髁骨折属于肘关节内骨折。在发育期，外髁是构成肱骨下端生长的重要解剖部位，发育期肱骨外髁骨折又是骨骺骨折，因而及早的完美复位非常重要。对有移位（尤其是旋转移位）者只有早期复位与固定，才能实现骨折的连接。若复位不佳或固定不牢而再次移位，则有碍关节面的完整，或导致骨不连。

5.2 非手术治疗

5.2.1 手法复位外固定疗法

5.2.1.1 Ⅰ型

肘关节曲屈 90°，前臂略旋后位，石膏托固定，4 周后拆除石膏。由于伸肌的拉力，在固定过程中要警惕骨折再移位的可能。

5.2.1.2 Ⅱ型

在局麻或臂丛麻醉下屈曲肘关节，前臂旋前位，术者用拇指将骨折块向肘关节间隙推按，其他 4 指托住肘关节尺侧，另一手握伤肢腕部，屈肘 90°，轻轻向尺侧推，复位后再使肘关节外翻。复位后将患肘固定于微屈位，2～3 周后再将患肘屈至 90° 功能位，直至骨折愈合。

5.2.1.3 Ⅲ型

本型骨折的治疗要非常重视，如早期复位不当，将会发展为不同程度的肘内翻与迟发性尺神经炎。复位时，术者用拇指叩压肱骨外髁骨折块，其余 4 指托住肘关节尺侧，另一手握伤肢腕部，屈肘 90°，使伤肢尺翻，先将骨折块推向肘内，再向肘关节间隙按压，使骨折块的骨折面对合近侧骨折面，再将肘关节外翻。透视复位情况，满意后将患肘以石膏托或小夹板固定于屈曲 90° 或小于 90°，6～8 周骨折愈合后拆除固定。

5.2.1.4 Ⅳ型

一般认为本型骨折需切开复位，但可以利用肘关节已脱位的机会，使得外髁骨块更容易复位，继而再整复关节脱位，也能达到复位目的。复位时，以拇指叩压肱骨外髁骨折块，其余 4 指托住肘关节尺侧，另一手握伤肢腕部，先将肘关节外翻，用力推压肱骨外髁骨折块及桡骨小头，同时挤压肱骨下段尺侧，肘关节脱位及骨折块可复位，骨折转为 Ⅰ 型或 Ⅱ 型。若复位用力不适，有可能转化为 Ⅲ 型，则需按 Ⅲ 型处理。

5.2.2 药物治疗

5.2.2.1 中药内治

5.2.2.1.1 早期

治法：活血祛瘀，消肿止痛。

主方：肢伤一方（《外伤科学》）加减。

常用药：当归、赤芍、桃仁、黄柏、防风、木通、甘草、生地黄、乳香等。

5.2.2.1.2 中期

治法：接骨续筋，和营生新。

主方：肢伤二方（《外伤科学》）加减。

常用药：当归、赤芍、川续断、威灵仙、薏苡仁、桑寄生、骨碎补、五加皮等。

5.2.2.1.3 后期

治法：补肝肾，壮筋骨。

主方：肢伤三方（《外伤科学》）加减。

常用药：当归、白芍、川续断、骨碎补、威灵仙、川木瓜、天花粉、黄芪、熟地黄、土鳖虫等。

5.2.2.2 中药外治

早期可用双柏膏、定痛膏等外敷；解除外固定以后，可用上肢损伤洗方、海桐皮汤等熏洗。

5.2.2.3 中成药

红药贴膏（气雾剂）外贴、沈阳红药胶囊（片）：适用于早期。

伤科接骨片、接骨七厘片：适用于中期。

5.3 手术治疗

5.3.1 适应证

严重Ⅲ型骨折移位或旋转移位；移位骨折，局部明显肿胀，影响手法复位或手法复位失败者；某些陈旧性移位骨折。手术治疗的时机非常重要，如延迟治疗，不仅手术操作困难，而且骨折块也难以准确对位。若为达到复位而广泛剥离骨块，还容易损坏关节软骨、影响骨块血供，导致不良后果。

5.3.2 手术方法

在臂丛神经阻滞麻醉或全麻下，取肘外侧切口，切开皮肤和皮下组织，清除关节内血肿，辨明骨折块翻转移位的方向和移位程度，拨动外髁骨折块，并使其复位。复位满意后可采取粗丝线缝合或克氏针交叉固定，或用细小螺钉内固定，逐层缝合创口。将肘关节屈曲90°，前臂中立位，石膏固定。粗线缝合固定的，4周后拆除石膏，进行功能锻炼。克氏针固定则于3周后拔出克氏针，继续石膏固定2~3周。

一般认为肱骨外髁骨折超过2周即为陈旧性。对于陈旧骨折的治疗，应根据具体情况而定。对骨折不愈合且有明显肘外翻者，应选择切开复位植骨内固定术；提携角过大影响功能的，则考虑髁上截骨术；有迟发型尺神经损伤的，行尺神经前置术。

5.4 功能锻炼

有移位的骨折在复位1周内仅做手指轻微活动；1周后逐渐加大指掌腕的活动范围；解除夹板固定后开始进行肘关节屈伸，前臂旋转和腕、手的功能锻炼。

肱骨外上髁炎

1 范围

本《指南》规定了肱骨外上髁炎的诊断、辨证、治疗。

本《指南》适用于肱骨外上髁炎的诊断和治疗。

2 术语和定义

下列术语和定义适用于本《指南》。

肱骨外上髁炎　external humeral epicondylitis

肱骨外上髁炎亦称肱桡关节滑囊炎、肱骨外髁骨膜炎，是一种前臂伸肌起点的慢性牵拉伤导致肘关节外上髁局限性疼痛，并影响臂腕功能的慢性劳损性疾病。因网球运动员较常见，故又称"网球肘"。本病中医名为"臂痹"，属于中医学"伤筋"、"肘痛"、"肘劳"范畴。

3 诊断

3.1 诊断要点

肘关节外侧疼痛，疼痛呈持续进行性加重，可向前臂外侧放射。检查见肘关节外侧压痛，握拳、伸腕及旋转动作可引起肱骨外髁处疼痛加重，前臂抗阻力旋后试验（Mills 试验）阳性。X 线检查一般无异常变化，有时可见钙化阴影、肱骨外上髁粗糙、骨膜反应等。

3.2 鉴别诊断

3.2.1 颈椎病

神经根型颈椎病可表现为上肢外侧疼痛，容易和本病相混淆。神经根型颈椎病的上肢外侧疼痛为放射性痛，手及前臂有感觉障碍区，无局限性压痛，与本病可资鉴别。

3.2.2 肱骨内上髁炎

肱骨内上髁炎与本病的发病机理相似，也为肘部疼痛、活动受限，但其主要表现为内上髁处疼痛和压痛，检查时在前臂旋后、腕关节背伸时伸直肘关节可引起局部疼痛加剧，与本病检查时前臂旋后、腕关节掌屈时伸直肘关节引起局部疼痛加剧有明显区别。

4 辨证

4.1 风寒阻络证

肘部酸痛麻木，屈伸不利，遇寒加重，得温痛缓。舌苔薄白或白滑，脉弦紧或浮紧。

4.2 湿热内蕴证

肘外侧疼痛，有热感，局部压痛明显，活动后疼痛减轻，伴口渴不欲饮。舌苔黄腻，脉濡数。

4.3 气血亏虚证

起病时间较长，肘部酸痛反复发作，提物无力，肘外侧压痛，喜揉喜按，并见少气懒言，面色苍白。舌淡苔白，脉沉细。

5 治疗

5.1 治疗原则

肱骨外上髁炎，一般情况下都可以通过非手术治疗，很少采用手术治疗。早期病例，症状较轻者，不需特殊治疗，但需适当休息和避免不利的活动；症状较重者，建议短期固定制动，配合口服非甾体类抗炎药等，待疼痛缓解后去除固定，给予适当的治疗，如封闭、中药外治、手法、针灸等。手术治疗适用于症状严重、长时间非手术治疗无效的极少数患者。

5.2 非手术疗法

5.2.1 手法治疗

手法治疗是主要的治疗方法。各家治疗肱骨外上髁炎的手法不同，但主要的治疗原则都是理筋通络，解痉止痛，常用手法有㨰法、按揉法、弹拨法、擦法、关节运动法等。方法是患者取坐位，患臂外展前屈位置于治疗台上，肘关节微屈，肘下垫枕，操作者立于患者右侧，在前臂桡侧肌群用㨰法，同时配合前臂旋前、旋后的被动运动。然后一手托住患侧肘部，另一手握住患侧腕部，做肘关节屈伸的被动运动。接着按揉阿是穴、曲池、手三里等穴位。最后弹拨、捏拿、搓擦桡侧伸腕肌及肱骨外上髁部位。

5.2.2 中药治疗

5.2.2.1 中药内治

5.2.2.1.1 风寒阻络证

治法：祛风散寒，通络宣痹。

主方：蠲痹汤（《医学心悟》）加减。

常用药：羌活、独活、桂枝、秦艽、海风藤、桑枝、当归、川芎、乳香、木香、甘草。

5.2.2.1.2 湿热内蕴证

治法：清热除湿

主方：二妙散（《丹溪心法》）加味。

常用药：黄柏、苍术、桑枝、秦艽、当归、乳香、防己。

5.2.2.1.3 气血亏虚证

治法：养血荣筋，补气养血

主方：当归鸡血藤（《中医伤科学》）加减。

常用药：当归、鸡血藤、桂枝、党参、白术、茯苓、白芍、熟地、川芎、甘草。

5.2.2.2 中药外治

以外敷定痛膏或海桐皮汤熏洗。定痛膏药用生南星、白芷、独活、紫荆皮、芙蓉叶等，共研细末，用时以水、蜜糖煮热，调成糊状外敷于患处，或用凡士林调煮成膏外敷；海桐皮汤药用海桐皮、透骨草、乳香、没药、当归、川椒、川芎、红花、威灵仙、甘草、防风、白芷等，煎后熏洗患处。

5.2.2.3 中成药

复方南星止痛膏、红药贴膏（气雾剂）等外贴，适用于风寒阻络证。

5.2.3 针灸治疗

针灸治疗有体针、穴位埋针、灸法、皮肤针、穴位注射、温针、梅花针等法。体针取尺泽、阳溪、曲池、手三里、阿是穴等，强刺激，隔日1次，10次为一疗程。

5.2.4 水针疗法

当归注射液2ml或红花注射液2ml做痛点注射，隔日1次，10次为一疗程。

5.2.5 针刀疗法

局部麻醉后患肘伸直，操作者左手拇指在桡骨粗隆处将肱桡肌拨开，将小针刀沿肱桡肌内侧缘刺入，直达肱桡关节滑囊和骨面，做切开剥离2～3次后出针，无菌纱布覆盖针孔后屈伸患肘数次。

5.2.6 封闭疗法

可的松加2%利多卡因或曲安奈德10mg加2%利多卡因或倍他米松（德宝松）1ml做痛点封闭，可重复使用，但一般不超过3次，因其可增加伸肌腱的脆性，有突然断裂的危险。

5.2.7 物理治疗

可采用激光、蜡疗、超短波、离子导入、宽谱等，以缓解炎症、减轻疼痛。

5.3　手术治疗

肱骨外上髁炎是一种自限性疾病，非手术疗法常能奏效。手术疗法很少应用，只用于症状严重、非手术疗法治疗无效的极少数患者。如在 9 个月内经上述非手术疗法治疗无效，则应考虑行手术治疗。

针对不同的病因，有伸肌腱附着部松解术、桡侧腕伸肌腱部分切断术、桡侧滑囊切除、环状韧带部分切除、去神经支配、桡神经管减压和游离桡侧腕短伸肌起点使桡侧腕短伸肌延长等手术方法。手术要点是：从肱骨外髁至桡骨头做弧形切口，显露出起于肱骨外上髁的伸肌腱约 0.5cm，用锐骨刀将此肌腱在外上髁部剥离，使剥离的肌腱起端有 0.5cm 的间距。若该部有滑囊，应同时予以切除，肌腱不必缝合固定，仅缝合皮下、皮肤，无须外固定。

5.4　功能锻炼

注意劳逸结合，不可使手臂过度疲劳；劳动的强度不宜过大，不要长时间拎重物行走或洗衣物过多，防止劳损；保护肘部，避免伤害；在进行网球等运动前要做好"热身"，运动中可使用护肘或弹力绷带，以有效地避免意外伤害；同时还要注意保暖、避免受寒，不要长时间对着风扇或空调出风口，以免局部受寒凉刺激，引发疾病。

股骨干骨折

1 范围

本《指南》规定了股骨干骨折的诊断、辨证和治疗。

本《指南》适用于股骨干骨折的诊断和治疗。

2 术语和定义

下列术语和定义适用于本《指南》。

股骨干骨折　femoral shaft fracture

股骨干骨折系指小粗隆下方以下至股骨髁上部以上骨干部分的骨折，发生率占全身骨折的3%～6%，以20～40岁年龄组多发，其次为65岁以上及10岁以下者。

3 诊断

3.1 诊断要点

3.1.1 病史

有明确外伤史。

3.1.2 症状体征

外伤后从大腿的外形，即能较容易做出骨折的诊断。一般有明显肿胀、剧烈疼痛、短缩畸形和假关节形成，出现肢体异常扭曲、髋膝关节不能活动，可伴有骨擦音，但不可随意测试。如为开放性骨折常有伤口，甚至骨折端外露。因股骨干骨折暴力巨大，常合并髋、膝部骨折脱位，需提高警惕，细致检查，以防漏诊。股骨干下1/3骨折，远折段向后倾倒，可造成腘动、静脉和胫神经、腓总神经损伤，应常规检查足背动脉、胫后动脉有无搏动、足趾能否活动、有无异常感觉，并与健侧对比。股骨干骨折出血量较多，平均在300～500ml以上，伤情严重者，尤其是开放性、粉碎性骨折，出血量可在800ml以上而易伴休克，应及时明确，优先处理。

3.1.3 影像检查

摄X线片即可明确骨折的部位和移位情况，并可作为复位的依据。但须注意的是，诊断股骨干骨折的X线片需包括髋、膝关节，以防漏诊股骨颈骨折及髋关节脱位等情况。

3.2 分类

3.2.1 根据骨折的形状分类

3.2.1.1 斜形骨折

大多数由间接暴力引起，骨折线为斜形。

3.2.1.2 螺旋形骨折

多由强大的旋转暴力引起，骨折线呈螺旋状。

3.2.1.3 横断骨折

大多数由直接暴力引起，骨折线为横行。

3.2.1.4 粉碎性骨折

骨折片在3块以上者，多由砸压伤引起。

3.2.1.5 青枝骨折

骨折断端没有安全断离。多见于儿童。

3.2.2 根据骨折部位分类

股骨干上1/3骨折、股骨干中1/3骨折、股骨干下1/3骨折。

4 辨证

4.1 早期

伤后1~2周，肌肉、筋脉受损，血离经脉，瘀积不散，其主症是气血凝滞而产生的局部肿胀、疼痛。

4.2 中期

伤后2~3周，虽损伤症状改善，肿胀瘀阻渐趋消退，疼痛逐步减轻，但瘀阻去而未尽，疼痛减而未止。

4.3 后期

受伤3周后，瘀肿已消，但筋骨尚未坚实，功能尚未完全恢复，气血亏损，体质虚弱。

5 治疗

5.1 治疗原则

股骨干骨折可发生于任何年龄，儿童与成人在治疗上存在较大区别。绝大多数儿童股骨干骨折均可采用非手术疗法治愈，患儿年龄不同，治疗的方法亦有所区别。多数采用牵引治疗，手术可慎重选用。成人股骨干骨折根据骨折移位情况可选用手法复位夹板（或石膏）外固定、手法复位外固定支架固定、闭合（或切开）复位髓内钉内固定、切开复位接骨板内固定等。

5.2 非手术治疗

5.2.1 布带捆扎固定术

此法仅用于新生儿产伤所致股骨干骨折。牵引患儿伤肢保持伸直位，向前极度屈髋，贴近躯干，用绷带或宽布带固定于胸腹部。2周后拆除固定，骨折即可愈合。

5.2.2 垂直悬吊皮牵引术

此法适用于4周岁以下小儿。患儿双下肢均用胶布皮肤牵引，两腿同时垂直向上悬吊，通过滑车系统，依靠体重作对抗牵引，患肢大腿可捆绑夹板固定。牵引3~4周后，根据X线显示骨愈合情况，去掉牵引，继续夹板外固定，并开始功能锻炼。

5.2.3 手法复位夹板外固定术

适用于儿童或成人横断、短斜形骨折。患者取仰卧位，一助手固定骨盆，另一助手用双手握小腿上段顺势拔伸，并徐徐将患肢屈髋、屈膝90°，再按不同部位，采取不同手法。上1/3骨折将患肢外展，略加外旋，再由助手握近端向后挤按，术者握远端由后向前提。中1/3骨折将患肢外展，同时用手自断端外侧向内推挤，再以双手在断端前后、内外夹挤。下1/3骨折有两种方法：①在维持牵引下，膝关节徐徐屈曲，并以双手置于腘窝内作支点，将骨折远端由后向前向近端推挤。②患者俯卧位，患肢平放，膝屈曲位牵引。一助手用布带固定股骨近端，另一助手握小腿上段向远端牵引，第三助手握踝部向上牵引；在同时用力牵引下，术者从腘窝处向前挤压骨折远端向前，使之复位。复位后给予夹板外固定，一般配合持续牵引，注意调整松紧和监测骨折对位情况，4~6周去除牵引，继续夹板固定至骨折愈合。

5.2.4 牵引加小夹板固定

适用于5岁以上儿童及成人，手法复位困难者。儿童股骨下端骨骺和胫骨结节骨骺未闭，应避免损伤，股骨髁上牵引宜在髌骨上缘3cm以上自内向外穿针，胫骨结节牵引在胫骨结节3cm以下自外向内穿针，牵引重量3~4kg。可采用固定持续牵引或平衡持续牵引，大腿用4块夹板固定。

5.2.5 闭合复位弹性髓内钉固定术

适用于儿童股骨横断型、多段性骨折和复合型损伤病例不能非手术治疗或非手术治疗失败者。逆行穿钉固定适用于股骨干近端及中1/3骨折；顺行穿钉固定适合股骨干远端骨折。

5.2.6 药物治疗

5.2.6.1 中药内治

5.2.6.1.1 早期：骨折早期瘀血不去则新血不生，皮肉筋骨失去正常濡养，修复之机受到影响，治当破瘀行气，消肿止痛为法。由于气血损伤的偏重、寒热的各异、年龄及体质强弱的不同，因而在"破"法中又分以下各法。

5.2.6.1.1.1 行气活血法

主方：桃红四物汤（《医垒元戎》）加减。

常用药：桃仁、川芎、当归、赤芍、生地黄、红花、牡丹皮、制香附、延胡索。

5.2.6.1.1.2 攻下逐瘀法

主方：桃核承气汤（《伤寒论》）加减。

常用药：桃仁、桂枝、大黄、芒硝、甘草。

5.2.6.1.1.3 清热凉血法

主方：五味消毒饮（《医宗金鉴》）加减。

常用药：金银花、野菊花、蒲公英、紫花地丁、紫背天葵。

5.2.6.1.2 中期：伤损诸症经过早期治疗，肿胀消退，疼痛减轻，但瘀肿虽消而未尽，断骨虽连而未坚，其治疗以"和"法为主，具体分为和营止痛法、接骨续筋法。

5.2.6.1.2.1 和营止痛法

主方：和营止痛汤（《伤科补要》）加减。

常用药：赤芍、当归、川芎、苏木、陈皮、乳香、桃仁、川续断、乌药、没药、木通、甘草。

5.2.6.1.2.2 接骨续筋法

主方：续骨活血汤（《中医伤科讲义》）加减。

常用药：当归、赤芍、白芍、生地黄、红花、地鳖虫、骨碎补、自然铜、川续断、积雪草、乳香、没药。

5.2.6.1.3 后期：损伤日久，正气必虚，故后期宜采用"补"法，其可分为补气养血法、补养脾胃法、补益肝肾法。此外，由于损伤日久，瘀血凝结，肌筋粘连挛缩，复感风寒湿邪，关节酸痛，屈伸不利者颇为多见，故后期除补养法外，舒筋活络法、温通经络法也较为常用。

5.2.6.1.3.1 补气养血法

主方：八珍汤（《丹溪心法》）加减。

常用药：当归、川芎、白芍、熟地黄、人参、白术、茯苓、炙甘草。

5.2.6.1.3.2 补益肝肾法

主方：壮筋养血汤（《伤科补要》）加减。

常用药：白芍、当归、川芎、川续断、红花、生地黄、牛膝、牡丹皮、杜仲。

5.2.6.1.3.3 补养脾胃法

主方：补中益气汤（《内外伤辨惑论》）加减。

常用药：黄芪、人参、白术、炙甘草、当归、陈皮、升麻、柴胡、生姜、大枣。

5.2.6.1.3.4 舒筋活络法

主方：舒筋汤（《医略六书》）加减。

常用药：白芍、熟地黄、菊花、牡丹皮、牛膝、秦艽、白术、枸杞、玉竹。

5.2.6.1.3.5 温通经络法

主方：麻桂温经汤（《伤科补要》）。

常用药：麻黄、桂枝、红花、白芷、细辛、桃仁、赤芍、甘草。

股骨干骨折除按骨折三期辨证用药之外，若出现骨折迟缓愈合者，应重用接骨续伤药，如土鳖、自然铜、骨碎补之类；闭合骨折若合并神经损伤，在骨折复位夹板固定后内服药还应加入行气活血、通经活络之品，如黄芪、地龙等。

5.2.6.2 中药外治

应用于股骨干骨折的外用药主要有消瘀退肿的双柏膏、舒筋活血的舒筋活络膏、接骨续筋的驳骨散等。对于新伤瘀血积聚者可选用海桐皮汤；陈伤风湿冷痛、瘀血已初步消散者可选用上肢损伤洗方。

5.2.6.3 中成药

沈阳红药胶囊：适用于骨折初期气滞血瘀证。

伤科接骨片：适用于骨折中期骨断筋伤证。

接骨七厘片：适用于骨折中期骨断筋伤证。

红药贴膏（气雾剂）：适用于骨折后期风湿痹阻证。

5.3 手术治疗

5.3.1 适应证

非手术治疗不能达到满意的对位和对线；开放骨折；骨折伴有大血管损伤；合并的肢体损伤需要早期活动；多段骨折；病理性骨折。

5.3.2 手术方法

可选髓内钉固定术、接骨板内固定术、外固定支架固定术、植骨内固定术等。

5.4 功能锻炼

骨折复位和固定后，立即进行足趾、踝关节主动屈伸活动，股四头肌舒缩锻炼。肿痛开始消退后，应逐渐作髋、膝关节活动。骨折后期伤肢运动量应逐渐加大，夹板外固定者，达骨折临床愈合后，去除夹板，扶拐保护逐渐下地功能训练。内固定者，视骨折固定的稳定程度扶拐保护逐渐下地功能训练。

―――――――――――

骨性关节炎

1 范围

本《指南》规定了骨性关节炎的诊断、辨证和治疗。

本《指南》适用于骨性关节炎的诊断和治疗。

2 术语和定义

下列术语和定义适用于本《指南》。

骨性关节炎　osteoarthritis

骨性关节炎又称退行性关节病、软骨骨化性关节炎、增生性骨关节炎，是一种以关节软骨的变性、破坏及骨质增生为特征的慢性关节病。它主要是由于力学、生物学因素造成关节软骨、细胞外基质和软骨下骨的正常退变与合成二者间失去平衡的结果。这些改变包括：水分增加、蛋白黏多糖成分减少、胶原基质改变，上述所有改变一起导致了关节软骨破坏。本病起病缓慢，随年龄增长，55～64岁的人群中，膝关节炎的发病率达40％，其中女性的发病率高于男性。发病部位多在负重关节、小关节、脊柱关节。

3 诊断

3.1 诊断要点

3.1.1 病史

病程长，多有关节劳损和负重史，多见于老年人。

3.1.2 症状体征

3.1.2.1 疼痛

为骨关节炎最突出的表现，是关节因各种不同的刺激因素（包括机械性干扰）所引发炎症性反应的结果。早期多为轻至中度间歇性钝痛，病情加重可呈持续性，最后发展至活动受限。早期疼痛常因某些因素（例如劳累、活动量增加、天气变化等）加重，后期则休息时或夜间疼痛反而明显。

3.1.2.2 关节活动受限

早期轻微，仅在晨起和久坐后感觉关节活动不灵活，活动后可恢复。随着病情的发展，关节活动范围逐渐受到限制，并可出现关节屈曲挛缩、关节畸形。关节有炎症时，可见关节滑膜肿胀、积液，关节活动时可有交锁感或伴滑膜摩擦音。

3.1.3 常见部位及其特征

3.1.3.1 手

指间关节最常受累，尤其是远端指间关节。肿痛和压痛不太明显亦很少影响关节活动。特征性改变为，在指关节背面的内外侧，出现骨性增生而形成硬结节，位于远端指间关节的结节称为 Heberden 结节，位于近端指间关节称为 Bouchard 结节。这种结节发展很慢。只有少数患者最终会出现远指关节的屈曲或外斜畸形。当第一腕掌关节受累而有骨质增生时就形成"方"形手，这种畸形在中国人中少见。

3.1.3.2 膝

膝关节痛是本病患者就医常见的主诉。其早期症状为上下楼梯时疼痛明显，尤其是下楼时为甚，呈单侧或双侧交替出现；平地行走时，可出现关节交锁；后期或关节有炎症时，可出现关节肿大，也可出现关节腔积液；严重者可出现膝内外翻畸形。

3.1.3.3 髋

髋关节痛表现为大转子部、臀外侧、腹股沟等部位疼痛，可放射至膝。髋的内旋和伸直活动受限。我国人群中发生髋的骨性关节炎者较白种人为少。

3.1.3.4 足

第一趾关节是病变出现的常见部位。穿紧足鞋和反复外伤是其病因。症状为局部疼痛、骨性肥大和拇外翻。

3.1.3.5 脊柱

椎体、椎间盘、骨突关节的退行性病变引起颈、腰段椎体的病变。局部出现疼痛、僵硬。少数严重者因椎体缘的唇样增生和骨赘压迫局部神经根、脊髓或局部血管而出现各种放射性痛或神经系症状。

3.1.4 影像检查

X线摄片检查为骨性关节炎的常规检查,早期多正常,中、晚期可见关节间隙不对称狭窄,关节面下骨硬化和变形,关节边缘骨赘形成及关节面下囊肿和关节腔游离体。根据 Kellgren 和 Lawrecne 的放射学诊断标准,骨性关节炎分为5级。0级正常。I级关节间隙可疑变窄,可能有骨赘。II级有明显的骨赘,关节间隙轻度变窄。III级中等量骨赘,关节间隙变窄较明确,软骨下骨骨质轻度硬化改变,范围较小。IV级大量骨赘形成,可波及软骨面,关节间隙明显变窄,硬化改变极为明显,关节肥大及明显畸形。

3.2 鉴别诊断

3.2.1 类风湿性关节炎

病损关节周围骨质稀疏,关节间隙弥漫狭窄,软骨下散在性、多发性的小囊腔透亮阴影,以关节滑膜受侵犯为主。骨侵蚀最易发生在关节边缘,软骨与骨组织连接部位。两者都累积指关节、膝关节等,然而类风湿发病年龄多为 30~50 岁,以近指关节和掌指关节的病变为突出,且关节肿痛、滑膜炎症远较骨性关节炎明显,且多伴有全身症状,类风湿因子阳性,血沉增快,类风湿关节炎为与骨关节炎最重要的鉴别点之一。

3.2.2 银屑病性关节炎

亦易累及远指关节,但 X 线表现与骨性关节炎不同。患者皮肤有银屑病皮疹。

3.2.3 痛风性关节炎

常表现为偏心性边缘清晰的骨侵蚀,关节间隙通常保留,在病程后期,可看到骨增殖而表现为骨骺端骨赘增大,伴有关节间隙狭窄,类似骨关节炎表现。特别是当有骨组织沉着而掩盖潜在浸润性一侧时更易混淆,X 线显示关节软骨面有钙化线,关节液中可找到焦磷酸钙的结晶。

3.2.4 其他类型关节炎

强直性脊柱炎、血清阴性脊柱关节病这一类病例,可见到骨增生,但在关节边缘往往不清晰,常常表现为关节内骨性连接,骨强直为其特征。这些病种早期阶段,病损往往侵蚀关节边缘,关节间隙狭窄往往均匀,而且以韧带钙化、骨化为特征。

4 辨证

4.1 气滞血瘀证

关节疼痛如刺,休息后反痛甚,或有外伤史,舌质紫暗,或有瘀斑,脉沉涩。

4.2 寒湿痹阻证

关节疼痛重着,遇冷加剧,得温则减,伴见腰身重痛,舌质淡,苔白腻,脉沉。

4.3 肝肾亏虚证

关节隐隐作痛,腰膝酸软无力,酸困疼痛,遇劳更甚,舌质红、少苔,脉沉细无力。

4.4 气血虚弱证

关节酸痛不适,少寐多梦,自汗盗汗,头昏目眩,心悸气短,面色少华,舌淡、苔薄白,脉细弱。

5 治疗

5.1 治疗原则

骨性关节炎是一个良性、慢性疾病。中医治疗主要消除或减轻疼痛，改善关节活动，增加关节的稳定性，防止畸形发生。手术治疗主要用于疼痛症状较重、活动障碍、畸形和关节紊乱严重影响关节功能等情况。

5.2 非手术治疗

5.2.1 手法治疗

手法治疗为中医学传统而有效的治疗方法。它通过放松软组织、松解粘连、缓解痉挛起到疏通气血，改善局部血液循环，促进软骨的新陈代谢和炎性物质吸收的作用。采用揉、按、拿、捏手法解除软组织紧张与痉挛；点穴减轻疼痛；采用推拿、揉按、旋转以增加髌骨活动度；采用捶法、压法、叩击法以消除膝关节肿胀；采用牵引法增加膝关节活动。

5.2.2 药物治疗

5.2.2.1 中药内治

5.2.2.1.1 气滞血瘀证

治法：活血化瘀通络。

主方：血府逐瘀汤（《医林改错》）加减。

常用药：红花、桃仁、当归、川芎、赤芍、柴胡、乳香、没药、延胡索、透骨草、姜黄、穿山甲、地龙。

5.2.2.1.2 寒湿痹阻证

治法：温经散寒、养血通脉。

主方：蠲痹汤（《医宗金鉴》）加减。

常用药：羌活、防风、当归、炙甘草、赤芍、白芍、炙黄芪、姜黄、生姜、苏木。

5.2.2.1.3 肝肾亏损证

治法：滋补肝肾。

主方：左归丸（《景岳全书》）加减。

常用药：熟地黄、山药、枸杞、山茱萸、川牛膝、鹿角胶、龟板胶、菟丝子。

5.2.2.1.4 气血虚弱证

治法：补气补血。

主方：八珍汤（《丹溪心法》）加减。

常用药：人参、肉桂、川芎、熟地黄、茯苓、白术、炙甘草、黄芪、当归、白芍。

5.2.2.2 中药外治

遵循中医辨证论治原则，与内治法在病因、病机、辨证用药上是相同的，一般有中药熏洗、外敷、中药离子导入等方法。

5.2.2.3 中成药

可选抗骨增生胶囊等口服；或选用复方南星止痛膏、红药贴膏（气雾剂）等外贴。

5.3 手术治疗

5.3.1 适应证

反复发作的关节肿痛、关节积液，非手术治疗欠佳；关节活动功能已不同程度受限；因先天或后天关节畸形所致的骨性关节炎，症状呈进行性加剧；骨性关节炎伴关节内游离体形成；原发性关节炎及各种疾病所致的继发性骨性关节炎，关节严重损坏，关节功能明显丧失；持续性关节肿痛；X线片显示受累关节已呈晚期改变；严重关节肿痛，影响日常工作及生活，非手术治疗欠佳。

5.3.2　手术方法

　　截骨术；肌肉松解术；关节清理术；软骨下骨穿透术；关节切除成形术；骨软骨和自体软骨细胞移植术；人工关节置换术；关节融合术等。

5.4 功能锻炼

　　可坚持做增加关节活动度锻炼；增强关节周围肌力锻炼；增加耐力锻炼等。

急性骶髂关节扭伤

1 范围

本《指南》规定了急性骶髂关节扭伤的诊断、辨证和治疗。

本《指南》适用于急性骶髂关节扭伤的诊断和治疗。

2 术语和定义

下列术语和定义适用于本《指南》。

急性骶髂关节损伤 acute sacroiliac joint injury

急性骶髂关节扭伤是因外力作用使该关节周围韧带被牵拉而引起的损伤，并可由于韧带松动而引起关节移位，并出现程度不同的疼痛，这种情况在临床上称为骶髂关节半脱位。本症多呈急性发作，症状严重者常无法站立，甚至卧床不敢移动。少数也可转为慢性病程，迁延可达数月之。

3 诊断

3.1 诊断要点

3.1.1 病史

有腰部旋转外伤史。

3.1.2 症状体征

多见于从事体力劳动的青壮年。伤后立即感到一侧腰部和骶髂关节剧痛，不敢转身，站立或行走时可伴有放射性下肢痛和咳嗽、喷嚏时骶髂部疼痛。查体见患者腰部僵硬，可有腰肌和臀肌痉挛及侧弯。骶髂关节可有肿胀，局部压痛明显。坐位屈伸脊柱疼痛不明显，站立时屈伸疼痛剧烈，骨盆挤压、分离试验均为阳性。

3.1.3 影像检查

X线检查无特异表现，仅在半脱位时，正位片左右两侧骶髂关节不对称，患侧关节间隙增宽或髂骨上移。

3.2 鉴别诊断

3.2.1 腰椎间盘突出症

压痛点位于棘突旁，放射痛多及膝以下，直腿抬高及其加强试验阳性，伴肌力、感觉及腱反射改变。X线摄片有椎间隙变窄，CT可确诊。

3.2.2 骶髂关节结核

多有结核病史及结核中毒症状，血沉及抗"O"异常，X线摄片示骶髂关节破坏。

3.2.3 强直性脊柱炎

亦以骶髂关节活动受限为主要表现，但无明显外伤史，局部无压痛，伴有脊柱驼背畸形及活动受限。X线摄片显示骶髂关节间隙变窄或有骨小梁通过，边缘骨质硬化。

4 辨证

4.1 气滞血瘀证

腰痛局限一处，压痛明显，腰部活动受限，部分患者可伴有腹部胀满，大便秘结，舌质暗有瘀点，脉弦紧。

4.2 气滞络阻证

腰痛时轻时重，痛无定处，重者腰部活动受限，行走困难，咳嗽震痛，舌苔薄，脉弦数。

5 治疗

5.1 手法治疗

基本手法是先点委中、大肠俞、关元俞、阿是穴等，然后行局部按压、滚摩、搓擦、揉捏、提拿等手法。若有关节错缝者采用足蹬手拉复位法，推送复位法，过伸压推复位法或牵抖法等使其复位。

5.1.1 足蹬手拉复位法

患者仰卧于床上，医者立于患侧。右侧骶髂关节错缝者，医者用右足跟蹬在患者坐骨结节上，两手握住患者足踝部；然后用力向上蹬患者的坐骨结节，同时用力牵拉患者的下肢，使错缝的骶髂关节复位。

5.1.2 推送复位法

患者俯卧位。一助手双手重叠压住患者坐骨结节，准备向上顶推。医者立于助手对面，两手压住患侧骶后上棘，准备向下推送。两人同时用力相对推送使错缝的骶髂关节复位；也可在推送的同时让一助手握住患侧下肢踝部向下牵引。

5.1.3 过伸压推复位法

患者侧卧位，患侧向上。医者立于患者背侧，一手压住骶骨，另一手握住患肢踝部，先使其膝关节屈曲90°，然后一手推骶骨向前，另一手拉患肢向后使之呈过伸位，先轻轻推拉数下，再重力向后一拉，使骶骨向后旋转而复位。

5.1.4 牵抖法

患者俯卧位，两手抓住床头。医者立于床尾，两手分别握住患者两踝，逐渐向下牵引身体。在牵引的同时，抬高下肢使小腹部略离床面，然后左右摆动下肢数次。在摆动下肢的过程中，上下抖动数次，使其复位。

5.2 药物治疗

5.2.1 中药内治

5.2.1.1 气滞血瘀证

治法：活血化瘀、行气止痛。

主方：和营止痛汤（《伤科补要》）加减。

常用药：人参、川芎、茯苓、当归、干姜、附子。

5.2.1.2 气滞络阻证

治法：理气通络、活血止痛。

主方：泽兰汤（《医学心语》）加减。

常用药：泽兰、当归、生地黄、甘草、生姜、白芍、羌活、乳香、没药。

5.2.2 中成药

可选复方南星止痛膏、红药贴膏（气雾剂）等外用。

5.2.3 痛点药物注射疗法

痛点注射可选用维生素 B_{12}0.25～0.5mg、威灵仙注射液2～6ml、复方当归注射液2～6ml，每天1次或隔天1次，10次为一疗程。0.75%利多卡因2～4ml加强的松龙25～50mg混匀注射，每周1次。注射部位在当日不可外敷药物或涂擦其他外用药。

5.3 针灸疗法

常用穴位有腰眼、环跳、委中、上髎、中髎、下髎。一般直刺1～1.5寸，腰眼穴也可向脊柱方向斜刺。上述穴位也可用灸法，一般用隔姜灸。

5.4 固定制动疗法

损伤较轻者不需固定，损伤较重者或伴有骨错缝者经复位后须卧硬板床1～2周，以利损伤的韧带、肌肉等组织修复，然后可下床活动。

5.5 **功能锻炼**

损伤早期不宜强行锻炼，应卧硬板床休息，防止进一步损伤，并有利于组织修复。疼痛缓解后宜加强腰骶部肌肉锻炼以增强肌力，从而增加骶髂关节的稳定性，减少损伤的发生，同时还可以防止形成慢性劳损。

肩关节脱位

1 范围

本《指南》规定了肩关节脱位（盂肱关节脱位）的诊断、辨证和治疗。

本《指南》适用于肩关节脱位（盂肱关节脱位）的诊断和治疗。

2 术语和定义

下列术语及定义适用于本《指南》。

肩关节脱位　shoulder joint dislocation

肩关节脱位是发生在肩关节的脱位，它的病理变化主要为肩关节囊的破裂和肱骨头的移位，是临床中最常见的关节脱位之一。

3 诊断

3.1 诊断要点

3.1.1 病史

有明确的外伤史，或既往有习惯性肩关节脱位史，稍受外力作用又复发。

3.1.2 症状体征

伤后肩部疼痛、肿胀，呈弹性固定，局部有明显压痛，肩关节功能障碍。肩关节前脱位时，患者常用健手扶托患肢前臂，患肩失去圆形膨隆外形，肩峰显著突出，肩峰下部空虚，形成"方肩"畸形，常在喙突下、腋窝内或锁骨下可触及肱骨头，上臂弹性固定于肩外展 20°～30°位置。搭肩试验（Dugas 征）阳性。盂下脱位时患肢较健侧长，若合并肱骨大结节撕脱者，局部肿胀明显，可有瘀斑及骨擦音。此外，还要注意患肢有无神经、血管损伤的表现。肩关节后脱位时，肩峰异常突出，从伤侧侧面观察，伤肩后面隆起，前部平坦，上臂呈内收内旋位，外展活动明显受限制，在肩关节后侧肩胛冈下可摸到肱骨头，肩部前侧空虚。对合并小结节骨折者应警惕肩关节后脱位的发生。肩关节下脱位时，患者上臂畸形位固定于上举过头或头后位，肘关节屈曲，前臂靠于头上或头后，腋窝可触及脱位的肱骨头，常合并神经、血管损伤。肩关节上脱位时，肩部疼痛、功能障碍明显，上臂内收靠于胸侧，肱骨头上移，上臂外形缩短，常合并骨折及软组织损伤。

3.1.3 影像检查

摄 X 线片可见肱盂关节失去正常对应关系，以确定脱位的类型，并可了解有无并发骨折。肩关节前脱位时，应摄取前后位和盂肱关节轴位 X 线片，以明确显示肱骨头的位置。肩关节后脱位 X 线正位片有时可见盂肱关系大致正常，但肱骨头呈内旋位，大结节消失，肱骨头与肩胛盂的半月形阴影消失；轴位 X 线片可显示肱骨头向后移位，肱骨头的前内侧变平或凹陷或肩胛冈骨折。

3.2 分类

根据脱位的时间与复发次数，可分为新鲜脱位、陈旧性脱位和习惯性脱位；根据脱位后肱骨头的位置又可分为前脱位、后脱位、下方脱位、上方脱位，前脱位还分为喙突下脱位、盂下脱位、锁骨下脱位、胸腔内脱位。前脱位最常见，其中以喙突下脱位最多，后脱位较少见。肩关节下方脱位及上方脱位罕见。

3.2.1 新鲜性脱位

3.2.1.1 肩关节前脱位

约占盂肱关节脱位的 95％以上。根据脱位后肱骨头的位置又可分为以下四型。

3.2.1.1.1 喙突下型：肱骨头脱位至喙突下方。

3.2.1.1.2 盂下型：肱骨头向前下脱位至盂下缘。

3.2.1.1.3 锁骨下型：肱骨头脱位后向内侧明显移位，至锁骨下方。

3.2.1.1.4 胸腔内型：是罕见的类型。肱骨头移位通过肋间进入胸腔。常合并肺及神经、血管损伤。

3.2.1.2 肩关节后脱位

肩关节后脱位较少见，约占肩关节脱位的 1.2%～3.8%。肱骨头冲破关节囊后壁和盂唇软骨而造成盂肱关节后脱位。后脱位又可分为肩峰下脱位、后方盂下脱位及肩胛冈下脱位。其中肩峰下脱位约占后脱位的 98%。肩关节后脱位可合并小结节骨折，或伴有肱骨头前侧凹陷骨折或肩胛冈骨折。根据脱位后肱骨头的位置又可分为以下三型。

3.2.1.2.1 肩峰下型：肱骨头脱位至肩峰后下方。

3.2.1.2.2 后方盂下型：肱骨头脱位至盂下的后方。

3.2.1.2.3 肩胛冈下型：肱骨头脱位至肩胛冈下方。

3.2.1.3 肩关节下方脱位

是罕见的类型。肱骨头自关节囊下方脱出，肱骨头关节面顶端向下，肱骨下端竖直向上。常合并有严重的软组织损伤。

3.2.1.4 肩关节上方脱位

是罕见的类型。肩关节内收时受向上力的外力，使肱骨头向上移位。可合并肩峰、锁骨、喙突骨折，也可造成肩锁关节、肩袖等损伤。

3.2.2 陈旧性脱位

超过 2～3 周者称为陈旧性脱位。

3.2.3 习惯性脱位

盂肱关节脱位复位后，经一段时间（一般在伤后 2 年以内），肩部受轻微的外力或肩关节活动至类似的体位时反复发生脱位。

3.3 合并证

3.3.1 肱骨大结节骨折

30%～40% 肩关节脱位病例合并大结节骨折。患者除有肩关节脱位的一般症状外，局部疼痛、肿胀较明显，可在肱骨头处触及骨碎片及骨擦音。X 线摄片可明确诊断。

3.3.2 肱骨外科颈骨折

合并肱骨外科颈骨折时，局部疼痛、瘀肿尤为明显，有异常活动及骨擦音。弹性固定不典型。X 线摄片可明确诊断。

3.3.3 肱二头肌长头腱滑脱

肩关节复位时，由于肱二头肌嵌插于关节盂与肱骨头之间而难于复位。

3.3.4 肩袖损伤

肩关节脱位合并肩袖损伤较为常见。肩外展、外旋活动受限，活动时疼痛加重明显。

3.3.5 神经损伤

腋神经或臂丛神经内侧束较容易受到牵拉伤。腋神经损伤较为常见，腋神经损伤可引起三角肌瘫痪，肩部前、外、后侧的皮肤感觉消失。

3.3.6 血管损伤

血管损伤较少见。如肱骨头压迫或牵拉腋动脉时，可出现肢体远端麻痹，皮肤温度低、苍白或发绀，桡动脉搏动持续减弱或消失。

3.4 鉴别诊断

3.4.1 肩锁关节脱位

同为发生在肩部的脱位，肩锁关节脱位伤后局部疼痛、压痛、肿胀。双侧对比被动活动时，患侧锁骨外侧端活动范围增加，肩关节功能障碍。X线片可见锁骨外侧端与肩峰端距离增大或完全分离。

3.4.2 肱骨外科颈骨折

肱骨外科颈骨折肩部肿胀、疼痛及压痛较脱位严重，可有骨擦感，肩部呈圆肩，无空虚，不能触及肱骨头，摄X线片可以鉴别。

4 辨证

4.1 早期

伤后1~2周，肌肉、筋脉损伤，血离经脉，瘀血内阻，气血不得宣通，其主症是气血凝滞而产生的局部肿胀、疼痛。

4.2 中期

伤后2~3周，虽损伤症状改善，肿胀瘀阻渐趋消退，疼痛逐步减轻，但瘀去而未尽，疼痛减而未止，筋尚未修复。

4.3 后期

受伤3周以后，瘀肿已消，但筋愈合尚未牢固，功能尚未完全恢复，气血亏损，体质虚弱。

5 治疗

5.1 治疗原则

肩关节脱位患者应根据不同类型，针对性地进行手法整复，复位后予以妥善固定。对于习惯性肩关节前脱位，可以采用手术治疗。同时根据中医骨伤科三期辨证用药，中后期加强中药外用熏洗。

5.2 非手术治疗

5.2.1 手法复位外固定疗法

5.2.1.1 复位方法

对新鲜肩关节脱位，尽可能争取早期手法复位，因局部瘀肿、疼痛与肌痉挛较轻，给予止痛药物即可，不必麻醉。若脱位超过24小时者，可给予适当的麻醉或局部中药热敷，配合轻柔按摩，以松解肌肉紧张。复位后应检查：①手法复位后，宜使患肢屈肘90°，试以手掌达于对侧健肩，观察肘部能否与胸壁接触；②检查肩部外形是否丰满，并嘱患者正坐，观察双肩是否对称，患肩畸形是否消失；③患侧腋窝下、喙突下、锁骨下是否摸不到脱出的肱骨头；④肩关节能否作被动活动；⑤X线摄片可提示肩关节是否复位。常用的有以下几种。

5.2.1.1.1 拔伸足蹬法：临床常用的方法。患者仰卧，用棉垫垫于患侧腋下，以保护软组织，术者立于患侧，用两手握住患肢腕部，伸直膝关节用足（右侧脱位用右足，左侧脱位用左足）抵于腋窝内，在肩外旋、稍外展位置沿伤肢纵轴方向作持续而有力地牵引，继而徐徐内收、内旋，利用足跟为支点的杠杆作用，将肱骨头挤入关节盂内，当有回纳感觉时，复位即告完成。用足蹬时，不可使用暴力，以免引起血管神经损伤。若用此法而肱骨头尚未复位，可能是肱二头肌长头腱阻碍，可将患肢内、外旋转，使肱骨头绕过肱二头肌长头腱，然后再按上法进行复位。

5.2.1.1.2 拔伸托入法：患者坐位或卧位，术者站于患肩外侧，以两手拇指压患肢肩峰，其余四指插入腋窝。第一助手站于患者健侧肩后，两手斜形环抱固定患者，第二助手一手握患侧肘部，一手握腕上部，外展外旋患肢，由轻而重向前下作拔伸牵引。与此同时，术者插入腋窝的手将肱骨头向外上方钩托，第二助手逐渐将患肢向内收、内旋位继续拔伸，直至肱骨头有回纳感觉，复位即告完成。

5.2.1.1.3 牵引推拿法：患者仰卧，第一助手用布带绕过胸部向健侧牵拉，第二助手用布带绕过腋下向外上方牵拉，第三助手握患肢腕部向下牵引并外旋内收，3个助手同时从3个方向徐徐持续牵引，可使肱骨头复位。若不能复位，术者用手在腋下将肱骨头向外推送复位。

5.2.1.1.4　椅背整复法：让患者坐在靠背椅上，把患肢放在椅背上外侧，腋肋紧靠椅背，用棉垫垫于腋部，避免损伤腋下血管、神经，助手扶住患者和椅背，术者握住患肢，先外展、外旋拔伸牵引，再慢慢内收将患肢下垂，然后内旋屈肘，使肱骨头复位。

5.2.1.1.5　膝顶推拉法：患者坐在凳上，术者与患者同一方向立于患侧。以左侧脱位为例，术者左足立地，右足踏于患者坐凳上，将患肢外展80°～90°，并以拦腰状绕过术者身后，术者以左手握其腕，紧贴于左胯上，右手掌擒住患者左肩峰，右膝屈曲小于90°，膝部顶于患者腋窝，右膝顶，右手推，左手拉，并同时左转身，徐徐用力，然后右膝抵住肱骨头向上用力一顶，即可复位。

5.2.1.1.6　牵引回旋法：患者坐位或卧位，术者立于患侧，以右肩为例，术者以右手握肘部，左手握腕上部，将肘关节屈曲，按以下步骤进行：①右手沿上臂方向向下徐徐牵引，并轻度外展，使三角肌、喙肱肌、胸大肌松弛，将肱骨头拉至关节盂上缘。②在外旋牵引下，逐渐内收患肢肘部，使之与前下胸壁相接，使肩胛下肌等松弛，此时肱骨头已由关节盂的前上缘向外移动，至关节囊的破口处。③使上臂高度内收，有时会感到"咯噔"声，提示已复位。④如未复位，将上臂内旋，并将手放于对侧肩部，肱骨头可通过扩大的关节囊破口滑入关节盂内，并可闻及入臼声，复位即告成功。此法肱骨外科颈承受的应力较大，故操作应轻稳，避免造成肱骨外科颈骨折。骨质疏松的老年人及局部有骨质疏松患者慎用此法。

对于陈旧性肩关节脱位，手法复位疗效较好，但操作较困难，处理不当会造成严重的并发症，如神经损伤、肱骨外科颈骨折等，应严格掌握适应证，复位操作需轻柔稳健。手法复位一般适用于青壮年肩关节脱位在2个月以内，无骨折及血管神经损伤等合并证，无大量瘢痕组织形成者。手法复位前，可用推拿按摩手法和舒筋活络的中药煎汤熏洗。复位时采用全麻，使肌肉完全松弛。

第一助手固定伤侧的肩部，第二助手握住患者的前臂进行牵引，术者握住患者上臂，在助手的配合下，轻轻作摇摆转动，并旋转脱位的肱骨头，动作持续稳健，范围逐渐增大，以松解关节与周围的粘连，使关节周围挛缩的肌肉松弛。经过牵引和关节充分松解后，并使脱位的肱骨头逐渐接近关节盂，且肱骨头与关节盂无骨性阻挡时，在助手外展上臂持续牵引下，术者拇指置于患侧肩峰，余指插入患侧腋下，提托肱骨头，同时外旋、逐渐内收上臂，听到响声即已复位。

习惯性肩关节脱位一般可自行复位，或轻微手法即可复位，可参照新鲜肩关节脱位复位手法。

肩关节后脱位手法复位比较容易。伤员采用坐位或仰卧位，第一助手固定肩部，第二助手将上臂轻度前屈沿肱骨纵轴牵引，并外展上臂，肱骨头即可复位。如仍未能复位，术者可从后方将肱骨头向前下推压，即可复位。陈旧性肩关节后脱位如手法困难，可采用切开复位术。

肩关节下脱位，第一助手固定患者胸廓，第二助手沿上臂畸形方向向外上方牵引，术者自腋窝部向上推挤肱骨头，同时逐渐内收上臂使肱骨头复位。

肩关节上脱位，第一助手固定患者肩部，第二助手沿上臂纵轴方向牵引，术者自肩部上方向下推挤肱骨头，使肱骨头复位。

5.2.1.2　固定方法

复位后必须予以妥善固定，使受伤的软组织得以修复，以防日后形成习惯性脱位。前脱位者一般可用胸壁绷带固定法，将患侧上臂保持在内收内旋位，肘关节屈曲60°～90°，前臂依附胸前，用纱布棉垫放于腋下和肘内侧，防止胸壁与上臂内侧皮肤长期接触发生糜烂。将上臂用绷带包扎固定于胸壁，前臂用颈腕带或三角巾悬托于胸前，固定时间2～3周。后脱位者复位后则固定于外展、外旋和轻度后伸的位置，固定时间2～3周。

5.2.2　药物治疗

5.2.2.1　中药内治

5.2.2.1.1　早期：损伤早期瘀血不去则新血不生，筋肌失去正常濡养，修复之机受到影响，治当破瘀行气，消肿止痛为法。由于气血损伤的偏重、寒热的各异、年龄及体质的强弱不同，因而在"破"

法中又分以下各法。

5.2.2.1.1.1 行气活血法

主方：桃红四物汤（《医垒元戎》）加减。

常用药：桃仁、川芎、当归、赤芍、生地黄、红花、牡丹皮、制香附、延胡索。

5.2.2.1.1.2 活血祛瘀法

主方：活血止痛汤（《伤科大成》）加减。

常用药：当归、川芎、乳香、没药、苏木、红花、地鳖虫、三七、赤芍、陈皮、积雪草。

5.2.2.1.1.3 活血舒筋法

主方：舒筋活血汤（《医略六书》）加减。

常用药：羌活、荆芥、红花、枳壳、防风、独活、牛膝、五加皮、杜仲、当归、川续断、青皮。

5.2.2.1.2 中期：伤损诸症经过早期治疗，肿胀消退，疼痛减轻，但瘀肿虽消而未尽，其治疗应以"和"为主，可采用舒筋活血法、强筋壮骨法。

5.2.2.1.2.1 舒筋活血法

主方：跌打养营汤（《中医伤科学》）加减。

常用药：党参、黄芪、当归、川芎、熟地黄、三七、白芍、枸杞、山药、川续断、砂仁、补骨脂、骨碎补、木瓜、甘草。

5.2.2.1.2.2 活血续筋法

主方：续骨活血汤（《中医伤科讲义》）加减。

常用药：当归、赤芍、白芍、生地黄、红花、地鳖虫、骨碎补、自然铜、川续断、积雪草、乳香、没药。

5.2.2.1.3 后期：损伤日久，体质虚弱者宜采用"补"法，可分为补气养血法、补养脾胃法、补益肝肾法。此外，由于损伤日久，瘀血凝结，肌筋粘连挛缩，复感风寒湿邪，关节酸痛，屈伸不利者颇为多见，故后期除补养法外，舒筋活络法、温通经络法也较为常用。

5.2.2.1.3.1 补气养血法

主方：八珍汤（《丹溪心法》）加减。

常用药：当归、川芎、白芍、熟地黄、人参、白术、茯苓、炙甘草。

5.2.2.1.3.2 补益肝肾法

主方：壮筋养血汤（《伤科补要》）加减。

常用药：白芍、当归、川芎、川续断、红花、生地黄、牛膝、牡丹皮、杜仲。

5.2.2.1.3.3 补养脾胃法

主方：补中益气汤（《内外伤辨惑论》）加减。

常用药：黄芪、人参、白术、炙甘草、当归、陈皮、升麻、柴胡、生姜、大枣、菟丝子、补骨脂。

5.2.2.1.3.4 舒筋活络法

主方：舒筋汤（《医略六书》）加减。

常用药：白芍、熟地黄、菊花、牡丹皮、牛膝、秦艽、白术、枸杞、玉竹。

5.2.2.1.3.5 温通经络法

主方：麻桂温经汤（《伤科补要》）加减。

常用药：麻黄、桂枝、红花、白芷、细辛、桃仁、赤芍、甘草。习惯性肩关节脱位应内服补肝肾、壮筋骨药物，如补肾壮筋汤、健步虎潜丸等。

5.2.2.2 中药外治

应用于肩关节脱位的外用药早期可选用双柏膏、活血散等外敷；中后期可选用骨科外洗一方、上肢损伤洗方煎汤熏洗。

5.3 手术治疗

5.3.1 适应证

陈旧性肩关节脱位超过2～4个月，或手法复位困难者；习惯性肩关节脱位经常脱位影响肩部功能者。

5.3.2 手术方法

对于陈旧性肩关节脱位超过2～4个月，或手法复位困难者，采用切开复位手术治疗；对于习惯性肩关节脱位经常脱位影响肩部功能者，常用的手术方法有肩胛下肌及关节囊重叠缝合术、肩胛下肌止点外移术、肱二头肌长头腱悬吊术、Bankart手术等。

5.4 功能锻炼

固定期间鼓励患者练习手腕和手指活动。1周后去除上臂固定于胸壁的绷带，仅留悬托前臂的三角巾，此时可开始练习肩关节伸屈活动。2～3周解除外固定后，应逐渐作肩关节各方向主动活动锻炼，如左右开弓、双手托天、手拉滑车、手指爬墙等，并配合按摩推拿、针灸、理疗，以防肩关节软组织粘连与挛缩。禁止作强力的被动牵伸活动，以免软组织损伤及并发损伤性骨化。

胫腓骨骨折

1 范围

本《指南》规定了胫腓骨骨折的诊断、辨证和治疗。

本《指南》适用于胫腓骨骨折的诊断和治疗。

2 术语和定义

下列术语和定义适用于本《指南》。

胫腓骨骨折 fracture of tibia and fibula

胫腓骨是长管状骨中最容易发生骨折的部位，胫腓骨骨折约占全身骨折的13.7%。多系高能量损伤，以粉碎性、不稳定性骨折多见，临床治疗困难。其中多为胫腓骨双骨折，胫腓骨由于部位的关系，遭受直接暴力、打击、压轧的机会较多，又因胫前内侧紧贴皮肤，所以开放骨折较多见。

3 诊断

3.1 诊断要点

3.1.1 病史

有明确直接暴力及间接暴力损伤病史。

3.1.2 症状体征

伤后小腿局部疼痛、肿胀、畸形、功能障碍，可有骨擦音、骨擦感及骨异常活动。有移位的骨折肢体短缩、成角及足外旋。胫腓骨骨折绝大部分移位方向是向内、向前成角，极少有反方向者。腓骨颈骨折容易合并腓总神经损伤，造成踝关节及足趾背伸受限，足部皮肤感觉障碍。胫腓骨骨折较少直接合并血管损伤，但胫腓骨骨折上段骨折容易发生，应检查足背、胫后动脉搏动情况。主要症状有感觉异常、疼痛、肿胀、压痛、肌肉牵拉性疼痛、张力性水泡、肌力和血循环变化等。

3.1.3 影像检查

常规摄胫腓骨正侧位X线片可确诊。通过X线片判断骨折部位及类型，应包括胫腓骨全长，以免遗漏高位腓骨骨折，或裂纹骨折，影响治疗方法的选择。通常胫腓骨骨折诊断无困难，但应注意病理骨折情况。复位后的X线片最好包括膝、踝关节，判断两关节是否平行，避免后期的并发症。

3.2 分类

通常最能指导临床治疗的分类分为稳定型与不稳定型两种。一般的说，横断、短斜骨折属于稳定型；粉碎、长斜、螺旋骨折属于不稳定型。这种分类必须根据每个病例的不同特点，不能一概而论。Ellis、Eeissman、Nicoll等人按照创伤的严重程度，将胫腓骨骨折分为3度。

Ⅰ度 骨折无粉碎骨片或仅有极小的粉碎骨片。骨折移位程度小于骨干横截面的1/5。软组织损伤轻，无开放性创口或仅有微小的开放伤口。

Ⅱ度 骨折的粉碎性骨片较小。骨折移位程度在骨干横截面的1/5～2/5左右。软组织有中等程度损伤。开放性伤口小，污染轻。

Ⅲ度 骨折呈严重粉碎，完全移位。软组织损伤严重，开放性伤口较大，甚至有皮肤缺损。污染严重。

4 辨证

4.1 早期

伤后1～2周，肌肉、筋脉受损，血离经脉，瘀积不散，其主症是气血凝滞而产生的局部肿胀、疼痛。

4.2 中期

伤后2~3周，虽损伤症状改善，肿胀瘀阻渐趋消退，疼痛逐步减轻，但瘀阻去而未尽，疼痛减而未止。

4.3 后期

受伤3周后，瘀肿已消，但筋骨尚未坚实，功能尚未完全恢复，气血亏损，体质虚弱。

5 治疗

5.1 治疗原则

胫腓骨骨折治疗的目的是恢复小腿的长度和负重功能。因此，应重点处理胫骨骨折。对骨折端的成角畸形与旋转移位，应予完全纠正，避免影响膝踝关节的负重功能和发生关节劳损。除儿童病例不太强调恢复患肢与对侧等长外，成人应注意恢复患肢长度（与对侧比较）及生理弧度。凡有严重早期合并证，如休克、筋膜间室综合征、神经血管损伤者，应首先处理合并证，骨折仅做临时性固定，待合并证好转时，再重点处理骨折。无移位的稳定性骨折，可用夹板或石膏固定；有移位的稳定性骨折复位，复位后用夹板或石膏固定。不稳定性骨折，可用手法复位夹板固定配合跟骨牵引或行手术治疗。

5.2 非手术治疗

5.2.1 手法复位外固定疗法

5.2.1.1 适应证

适用于一部分无移位或移位少的闭合性胫腓骨骨折及单纯胫骨干稳定性骨折，皮肤条件较好者。

5.2.1.2 操作方法

患者平卧位，膝关节屈曲20°，助手站在患肢外上侧，用肘关节套住患肢腘窝部，另一助手站在患肢足部，一手握住前足，一手把持足跟部，沿胫骨长轴作对抗牵引3~5分钟，矫正重叠与成角畸形。端提手法可矫正前后侧移位，术者两手拇指放在远段前侧，其余四指环抱小腿后侧，在维持牵引下，近端牵引之助手将近端向后按压。术者两手四指端提远端向前，使之对位，如仍有左右侧移位，可同时推近端向外拉远端向内，一般即可对位。有些骨折如螺旋形、斜面形，其远端向外侧移位，可用此法整复。以左侧为例，术者站于患者外侧，右手拇指（与左手拇指协同）置于远端前外方，挤压骨间隙，将远端向内侧推挤，右手四指置于近端内侧，向外用力提拉，并嘱把持足部牵引的助手，将远端稍稍内旋，可使完全对位。术者两手把握骨折端，在维持牵引下，嘱把持足部牵引的助手徐徐向前后摇摆骨折远端，或术者向内外作轻轻摇摆，使骨折端紧密相接。对螺旋形骨折移位大，而腓骨呈弯曲状骨折，按上述方法复位很难达到复位目的，需先把腓骨拨正将直，再按上述手法复位。锯齿状骨折，应先使骨折呈前后位重叠，再按上述手法复位，一旦复位，即较稳定。复位满意后维持牵引将小夹板按部位放好后，用4条布带先捆中间两道，后捆两端，为防止胫骨向内成角的趋势，应在外侧放2块，内侧放1块平纸垫，后侧板下端上方4cm处放棉垫，保护跟腱。采用石膏固定，应保持膝关节屈曲15°~30°，踝关节置于功能位。

5.2.2 骨牵引疗法

5.2.2.1 适应证

适用于斜形、螺旋形或轻度粉碎的不稳定骨折，以及各种类型骨折需手术治疗的术前治疗。

5.2.2.2 操作方法

在局麻下行跟骨骨牵引，牵引重量一般为4~6kg，48小时内摄X线片，检查骨折对位情况。重叠移位纠正后应减至2~3kg维持重量牵引，以免过牵。肿胀消退后用夹板固定，残余移位可用手法或改变牵引力线来矫正。

5.2.3 闭合复位经皮穿针内固定疗法

5.2.3.1 适应证

适用于儿童胫腓骨骨折和成人腓骨骨折，横断、短斜形等断端稳定的胫骨骨折。

5.2.3.2 操作方法

股神经加坐骨神经阻滞麻醉，骨折复位手法同上述手法复位小夹板固定。复位成功后，根据骨折线类型，经皮穿入直径适度的钢针（钛针）固定。术后辅以夹板或石膏外固定。

5.2.4 药物治疗

5.2.4.1 中药内治

5.2.4.1.1 早期：骨折早期瘀血不去则新血不生，皮肉筋骨失去正常濡养，修复之机受到影响，治当破瘀行气，消肿止痛为法。由于气血损伤的偏重、寒热的各异、年龄及体质的强弱不同，因而在"破"法中又分以下各法。

5.2.4.1.1.1 行气活血法

主方：桃红四物汤（《医垒元戎》）加减。

常用药：桃仁、川芎、当归、赤芍、生地黄、红花、牡丹皮、制香附、延胡索。

5.2.4.1.1.2 攻下逐瘀法

主方：桃核承气汤（《伤寒论》）加减。

常用药：桃仁、桂枝、大黄、芒硝、甘草。

5.2.4.1.1.3 清热凉血法

主方：五味消毒饮（《医宗金鉴》）加减。

常用药：金银花、野菊花、蒲公英、紫花地丁、紫背天葵。

5.2.4.1.2 中期：伤损诸症经过早期治疗，肿胀消退，疼痛减轻，但瘀肿虽消而未尽，断骨虽连而未坚，其治疗以"和"法为主，具体分为和营止痛法、接骨续筋法。

5.2.4.1.2.1 和营止痛法

主方：和营止痛汤（《伤科补要》）加减。

常用药：赤芍、当归、川芎、苏木、陈皮、乳香、桃仁、川续断、乌药、没药、木通、甘草。

5.2.4.1.2.2 接骨续筋法

主方：续骨活血汤（《中医伤科讲义》）加减。

常用药：当归、赤芍、白芍、生地黄、红花、地鳖虫、骨碎补、自然铜、川续断、积雪草、乳香、没药。

5.2.4.1.3 后期：损伤日久，正气必虚，故后期宜采用"补"法，其可分为补气养血法、补养脾胃法、补益肝肾法。此外，由于损伤日久，瘀血凝结，肌筋粘连挛缩，复感风寒湿邪，关节酸痛，屈伸不利者颇为多见，故后期除补养法外，舒筋活络法、温通经络法也较为常用。

5.2.4.1.3.1 补气养血法

主方：八珍汤（《丹溪心法》）加减。

常用药：当归、川芎、白芍、熟地黄、人参、白术、茯苓、炙甘草。

5.2.4.1.3.2 补益肝肾法

主方：壮筋养血汤（《伤科补要》）加减。

常用药：白芍、当归、川芎、川续断、红花、生地黄、牛膝、牡丹皮、杜仲。

5.2.4.1.3.3 补养脾胃法

主方：补中益气汤（《内外伤辨惑论》）加减。

常用药：黄芪、人参、白术、炙甘草、当归、陈皮、升麻、柴胡、生姜、大枣。

5.2.4.1.3.4 舒筋活络法

主方：舒筋汤（《医略六书》）加减。

常用药：白芍、熟地黄、菊花、牡丹皮、牛膝、秦艽、白术、枸杞、玉竹。

5.2.4.1.3.5 温通经络法

主方：麻桂温经汤（《伤科补要》）

常用药：麻黄、桂枝、红花、白芷、细辛、桃仁、赤芍、甘草。

胫腓骨骨折除按骨折三期辨证用药之外，若出现骨折迟缓愈合者，应重用接骨续伤药，如土鳖虫、自然铜、骨碎补之类；闭合骨折若合并神经损伤，在骨折复位夹板固定后内服药还应加入行气活血、通经活络之品，如黄芪、地龙等。

5.2.4.2 药物外治

应用于胫腓骨骨折的外用药主要有消瘀退肿的双柏膏、舒筋活血的舒筋活络膏、接骨续筋的驳骨散等。对于新伤瘀血积聚者可选用海桐皮汤；陈伤风湿冷痛、瘀血已初步消散者可选用上肢损伤洗方。

5.2.4.3 中成药

沈阳红药胶囊：适用于骨折初期气滞血瘀证。

伤科接骨片：适用于骨折中期骨断筋伤证。

接骨七厘片：适用于骨折中期骨断筋伤证。

红药贴膏（气雾剂）：适用于骨折后期风湿痹阻证。

5.3 手术治疗

5.3.1 适应证

非手术治疗效果不满意者；开放骨折；合并骨筋膜室综合征或重要血管神经损伤；病理性骨折；骨折畸形愈合或不愈合者。

5.3.2 手术方法

可选切开复位接骨板内固定术、闭合复位交锁髓内钉固定术、闭合复位自锁髓内钉固定术、闭合复位外固定架固定术等。

5.4 功能锻炼

小夹板外固定者，骨折复位和固定后，立即进行足趾主动屈伸活动，直腿抬高锻炼。肿痛消退后，视骨折稳定程度，可行被动纵轴叩击，促进骨折愈合。固定1~3个月后，X线片示有显著骨痂形成时，扶拐保护逐渐下地行走。接骨板、髓内钉、外固定支架固定者，术后立即进行足趾主动屈伸活动，直腿抬高锻炼。后视骨折固定稳定程度，摄X线片监测，结合骨痂形成情况，一般1个月后可扶拐保护逐渐下地行走。

肋 骨 骨 折

1 范围

本《指南》规定了肋骨骨折的诊断、辨证和治疗。

本《指南》适用于肋骨骨折的诊断和治疗。

2 术语和定义

下列术语和定义适用于本《指南》。

肋骨骨折 rib fracture

由于外伤所致以肋骨局部微肿疼痛，深呼吸、咳嗽或喷嚏时疼痛加剧，甚则伛偻难仰，局部压痛明显等为主要表现的骨折。

3 诊断

3.1 诊断要点

3.1.1 病史

有多种意外事故使胸廓遭受打击、撞击、挤压等外伤史，长期咳嗽、剧烈喷嚏后，突然出现胸壁疼痛，应高度怀疑有肋骨骨折的可能。

3.1.2 症状体征

局部肿胀、疼痛，有血肿或瘀斑，咳嗽、打喷嚏、深呼吸或躯干转动时疼痛加重。呼吸较浅而快，胸闷、气促甚至口唇紫绀。骨折处有压痛或畸形，胸廓挤压征阳性。多根多处肋骨骨折时，可出现反常呼吸。

3.1.3 影像检查

摄胸部正、侧位 X 线片可明确骨折的部位、根数及移位情况，是否合并气血胸。行 CT 检查明确胸腔积液量的多少，B 超检查行胸腔积液定位以行穿刺抽液。并常规作血常规、动脉血气分析等检查。

3.2 鉴别诊断

3.2.1 胸壁挫伤

胸壁受到直接暴力的撞击或挤压，未足以使肋骨骨折，但可造成胸壁软组织挫伤，主要表现为胸肋部疼痛或肩背部疼痛、闷胀，痛有定处，检查时可见压痛明显，局部微肿，有时甚至有皮下瘀斑，X 线平片或斜位片可排除肋骨骨折。

3.2.2 胸壁扭伤

是由于肋间肌肉韧带撕裂伤后，造成组织间出血、渗血、酸性代谢产物积聚，从而压迫或刺激肋间神经，引起肋间神经痛，患者往往自觉窜痛，痛无定处，有时出现带状灼痛区，X 线片检查可无特殊发现，若有肋椎关节半脱位，则可见伤处肋骨稍向下移位，造成肋间隙不等宽。

4 辨证

4.1 早期（受伤 10 天内）

伤处胸肋肿痛，局部瘀斑，拒按，深呼吸及咳嗽、喷嚏时加重，严重者不敢大声说话，呼吸困难。舌暗红，或有瘀斑，苔薄白，脉弦或数。

4.2 中期（受伤 2 周后）

伤处疼痛缓解，但深呼吸及咳嗽时仍较痛，拒按，舌暗红，苔薄白，脉弦。

4.3 后期（伤后 6~8 周）

一般骨折已愈合，但仍可以遗留肋部隐隐作痛，胸闷不畅，咳嗽、咯痰时仍有抽痛，舌淡红，苔薄白，脉细。

5 治疗

5.1 治疗原则

单根肋骨骨折，因有肋间肌固定和其余肋骨支持，多无明显移位，即使有移位，愈合后也不会影响呼吸功能，故一般不需整复。多根多段骨折移位明显，甚至出现浮动胸壁时，需要复位和固定。

5.2 非手术疗法

5.2.1 手法复位外固定疗法

5.2.1.1 复位方法

有移位的骨折尽量争取复位。患者仰卧位或坐位，一助手双手平按患者上腹部，令患者用力吸气，至最大限度再用力咳嗽，同时助手用力按压上腹部，术者以拇指下压突起之肋骨端，即可复位。若为凹陷骨折，在咳嗽的同时，术者双手对挤患部的两侧，使下陷者复起。

5.2.1.2 固定方法

5.2.1.2.1 胶布固定法：适用于5～9肋骨骨折。在患者呼气末胸廓周径最小时屏住呼吸，用宽7～10cm的长胶布自健侧肩胛下角至健侧锁骨中线，由下而上、由后向前依次环绕肋骨加以固定。

5.2.1.2.2 弹力绷带固定法：适用于老年患者有肺部疾病、心肺功能不全以及皮肤对胶布过敏者。在呼气末用弹力绷带环绕胸部。

5.2.1.2.3 棉垫纸壳固定法：适用于小范围的浮动胸壁。用4～5cm厚的棉垫贴压于患处，上覆弧形硬纸壳，再用弹力绷带加压固定胸部，可明显减轻胸壁反常运动。

5.2.2 药物治疗

5.2.2.1 中药内治

5.2.2.1.1 早期

治法：活血化瘀，理气止痛。

主方：复元活血汤（《医学发明》）加减。

常用药：大黄、当归、红花、桃仁、穿山甲、瓜蒌根、柴胡、天花粉、三七。

5.2.2.1.2 中期

治法：补肝益肾，补养气血，辅以行气活血。

主方：续骨活血汤（《中医伤科讲义》）加减。

常用药：当归、赤芍、白芍、生地黄、红花、骨碎补、川续断、川芎、丹参。

5.2.2.1.3 后期

治法：化瘀和伤，行气止痛。

主方：柴胡疏肝散（《医学统旨》）加减。

常用药：柴胡、白芍、枳壳、香附、佛手、川芎、郁金、乳香、没药。

5.2.2.2 中成药

沈阳红药胶囊：适用于骨折早期气滞血瘀证。

伤科接骨片：适用于骨折中期骨断筋伤证。

接骨七厘片：适用于骨折中期骨断筋伤证。

红药贴膏（气雾剂）：适用于骨折后期风湿痹阻证。

5.3 手术治疗

对于有反常呼吸患者可手术治疗，常给予钢丝缝合，或髓内针、Judet钉、板钉固定。对引起呼吸功能障碍的患者给予插管和机器通气。

5.4 功能锻炼

骨折整复固定后，轻者可下地自由活动。重症需卧床者可取半坐卧位，并锻炼腹式呼吸运动。有痰者，指导患者用双手在伤侧胸壁轻轻按压保护，以固定胸壁，然后将痰咳出，可减轻疼痛，待症状减轻后即可下地活动。4～8周骨折愈合患部仍有隐痛者，可指导患者慢慢做深呼吸，同时双手五指沿肋间隙软组织处轻轻按摩，再作双肩回环及双上肢轮流上举动作。练功以不加重疼痛为度。后期去除固定后可配合外洗药熏洗。

梨状肌综合征

1 范围

本《指南》规定了梨状肌综合征的诊断、辨证和治疗。

本《指南》适用于梨状肌综合征的诊断和治疗。

2 术语和定义

下列术语及定义适用于本《指南》。

梨状肌综合征 piriformis syndrome

梨状肌综合征是指由梨状肌损伤引起，以骶髂关节区疼痛，坐骨切迹和梨状肌痛较重，放射到大腿后外侧，引起行走困难、跛行为主要表现的综合征。

3 诊断

3.1 诊断要点

3.1.1 病史

多有扭伤病史、腰臀部劳损病史或感受风寒湿病史，起病较突然。

3.1.2 症状体征

臀部或腰臀部疼痛，疼痛沿着坐骨神经放射并出现行走困难；弯腰、举重导致疼痛加重，通过牵引可以不同程度缓解。查体在梨状肌的解剖部位可以触到梭形、腊肠状的块状物；lasegue 征阳性。

3.2 鉴别诊断

3.2.1 腰椎椎管狭窄症

腰椎椎管狭窄综合征，多发于 40 岁以上的中年人。安静或休息时常无症状，行走一段距离后出现下肢痛、麻木、无力等症状，需蹲下或坐下休息一段时间后缓解，方能继续行走。随病情加重，行走的距离越来越短，需休息的时间越来越长。

3.2.2 弹响髋

又称为髂胫束摩擦综合征。髂胫束因某些原因导致肥厚或紧张，或大转子过于突出，或有滑囊炎，就可以造成髋关节活动时两者相互摩擦产生弹响。还有一种弹响髋是因为髋关节先天性脱位或关节囊松弛，造成髋关节过伸外旋时出现弹响。

3.2.3 坐骨结节滑囊炎

发于体质瘦弱而久坐的中老年人，臀部摩擦、挤压经久劳损而引起局部炎症，故又称"脂肪臀"。儿童可因蹲挫伤引起。发病与长期过久地坐位工作及臀部脂肪组织缺失有关，特别是体质较瘦弱者。由于坐骨结节滑囊长期被压迫和摩擦，囊壁渐渐增厚或纤维化而引起症状。因剧烈活动髋关节使附着在坐骨结节上的肌腱损伤，从而牵拉损伤滑囊或肌腱损伤处的疤痕刺激周围滑囊所致。

4 辨证

4.1 早期

由于暴力冲击或闪扭，损伤经脉、筋肉，经脉受损则气机不畅，气血运行不利而气滞血瘀，不通则痛。由于气血损伤的偏重、寒热的各异、年龄体质的不同，又分以下各型。

4.1.1 风寒湿痹证

多因感受风寒引起。臀部及下肢酸胀、疼痛、拘急、屈伸不利、行走不便。风气盛疼痛可呈游走性并有明显拘紧感；湿气盛则酸困重着，麻木不仁；寒气盛则疼痛剧烈，遇冷更甚，得温则舒。舌质淡，苔薄白，脉弦紧和浮紧。

4.1.2 血瘀气滞证

多因外伤引起。症见臀部疼痛剧烈，固定不移，拒按压，痛如针刺刀割，入夜尤甚，肌肉坚硬，肢体拘挛，活动不便。舌质暗红和有瘀斑，苔薄白，脉弦涩。

4.1.3 湿热阻络证

臀部及下肢痛不可近，烧灼难忍，遇热而重，得冷则缓，常有出汗、恶心、口干渴、烦闷躁动。舌红苔黄，脉弦数。

4.2 后期

筋肉损则运动失司，故活动困难。经脉受损，气血不利，筋肉失养，故后期多腿膝乏力，肢体麻木。后期虚损又有气血亏损和肝肾亏虚的不同。

4.2.1 气血亏损证

久病未治，疼痛不愈，酸困隐隐，屈伸不利，行走困难，肌肉瘦削，皮肤感觉迟钝和麻木不仁，身倦乏力，语怯懒言。舌质淡，苔薄白，脉细弱无力。

4.2.2 肝肾亏虚证

臀部酸痛，腿膝乏力，遇劳更甚，卧则减轻。偏阳虚者面色无华，手足不温，舌质淡，脉沉细。偏阴虚者面色潮红，手足心热，舌质红，脉细数。

5 治疗

5.1 治疗原则

包括手术与非手术治疗。非手术治疗以中医治疗为主，包括推拿疗法、局部封闭、理疗、针灸等。

5.2 非手术治疗

5.2.1 手法推拿治疗

首先在臀部及下肢施以推抚、按揉法，以行气活血，放松肌肉，消除紧张与痉挛，为进一步的治疗做好铺垫。对明显压痛及其周围组织施以轻快的弹拨手法，可以减少渗出，促进吸收，改善血液循环，从而消炎、镇痛解痉。消除粘连的手法中配以拨理、顺压可以将肌肉强直于正常范围内，减少压迫和再粘连。用掌或掌根沿梨状肌走行及下肢后侧肌施以推抚手法；单掌或掌根、拇指分别由上至下揉梨状肌5~7遍；用掌根以上至下揉大腿后侧，至腘窝改为多指拿揉小腿后侧三头肌，反复3~5遍；拇指拨揉坐骨神经路线3~5遍；肘尖拨压梨状肌2~3遍；双拇指按梨状肌走行拨理顺压3~5遍；双手掌成掌根交替按压下肢后侧2~3遍；双拇指交替按压下肢后侧坐骨神经路线3~5遍；掌指关节滚梨状肌及下肢后侧肌群3~5分钟；按压环跳、承扶、殷门、委中、承山、昆仑每穴1~2分钟。臀池（髂前上棘与坐骨节结连线中点）以及局部压痛点（阿是穴）；拿揉梨状肌1~2分钟，多指拿揉下肢后侧2~3遍；轻叩或以拍打结束。

5.2.2 中药内治

中药治疗遵照辨证论治原则，不同证型治以不同方法，可选用以下方法。

5.2.2.1 蠲痹祛湿法

主方：蠲痹汤（《医宗金鉴》）加减。

常用药：当归、羌活、甘草、白术、芍药、附子、黄芪、防风、姜黄、薏苡仁等。

5.2.2.2 行气活血法

主方：身痛逐瘀汤（《医林改错》）加减。

常用药：秦艽、川芎、桃仁、红花、羌活、当归、没药、五灵脂、香附、牛膝、地龙、甘草等。

5.2.2.3 祛湿通络法

主方：宣痹汤（《温病条辨》）加减。

常用药：防己、杏仁、滑石、连翘、山栀、薏苡仁、半夏、蚕砂、赤小豆皮、苍术、黄柏、牛膝等。

5.2.2.4 补益气血法

主方：八珍汤（《丹溪心法》）加减。

常用药：当归、川芎、白芍、熟地黄、人参、白术、茯苓、炙甘草等。

5.2.2.5 补益肝肾法

主方：偏阳虚者，右归丸（《景岳全书》）加减。

常用药：熟地黄、怀山药、山茱萸、枸杞子、菟丝子、鹿角胶、杜仲、肉桂、当归、熟附片等。

主方：偏阴虚者左归丸（《景岳全书》）加减。

常用药：熟地黄、枸杞子、怀山药、山茱萸、菟丝子、鹿胶、龟板胶、川牛膝等。

5.2.3 拔罐疗法

用大、中号竹火罐闪火法自上往下，从患侧臀部、下肢后外侧拔闪罐至皮肤红晕。再涂活络油，拔循经走罐梨状肌综合征重复 5～7 遍。

5.2.4 温和灸

用艾条循足太阳膀胱经、足少阳胆经自上而下，艾灸至能耐受为度，穴位周围适当多灸。

5.2.5 局部封闭

局部封闭对缓解疼痛有一定作用，常用 25% 葡萄糖水 18ml 加入 2% 普鲁卡因 2ml 进行局部注射，每 3 天 1 次，每 2～3 次为一疗程。也可用 2% 普鲁卡因 6ml 加强的松龙 25ml 进行局部封闭，每周 2 次，每 3～5 次为一疗程。

5.3 手术治疗

一般采用硬膜外麻醉，患者取斜卧位或俯卧位，由髂后上棘至尾骨尖作一连线，在距离髂后上棘下 2cm 处与大转子顶点的连线上作一切口长约 10cm，切开皮肤，皮下组织及臀大肌肌膜，纯性分离深面，显露梨状肌及其在大粗隆顶点的腱性部分，并从腱性部切断。如坐骨神经穿梨状肌者应切断其肌腹，使坐骨神经不被梨状肌夹持，如臀上、下静脉瘀血怒张者，给予结扎一切断。而后用手指沿坐骨神经干向上下剥离，以解除坐骨神经的粘连。如见坐骨神经外膜增厚，应纵向切开外膜，使其得到松解。然后冲洗伤口，彻底止血，缝合皮下组织及皮肤。

5.4 预防与调护

急性期疼痛严重者应卧床休息，以将伤肢保持在外旋、外展位为佳，避免髋关节的旋转动作，使梨状肌处于松弛状态。疼痛缓解后应加强髋关节及腰部活动和功能锻炼，以减少肌肉萎缩。

_____

尺骨上1/3骨折合并桡骨头脱位

1 范围

本《指南》规定了尺骨上1/3骨折合并桡骨头脱位的诊断、辨证和治疗。

本《指南》适用于尺骨上1/3骨折合并桡骨头脱位的诊断和治疗。

2 术语和定义

下列术语和定义适用于本《指南》。

尺骨上1/3骨折合并桡骨头脱位 ulna fractures combined with dislocation of the radial head in 1/3

尺骨上1/3骨折合并桡骨头脱位是指发生于尺骨上1/3的骨折，同时伴有肱桡关节、上尺桡关节脱位。又称孟氏骨折，"Monteggia 骨折"。

3 诊断

3.1 诊断要点

3.1.1 病史

有明确外伤史。

3.1.2 症状体征

伤后肘部及前臂肿胀，移位明显者，可见尺骨成角畸形，在肘关节前、外或后方可摸到脱出的桡骨头，骨折和脱位处压痛明显。

3.1.3 影像检查

摄X线正侧位片可明确骨折、脱位的部位、类型和移位情况。X线摄片应包括前臂全长及肘、腕关节的正侧位片。

3.2 分类

3.2.1 伸直型

比较常见，多见于儿童。跌倒时手掌先着地，肘关节处于伸直位或过伸位可造成伸直型骨折。传达暴力由掌心通过尺桡骨传向上前方，先造成尺骨斜形骨折，继而迫使桡骨头冲破或滑出环状韧带，向前外方脱出，骨折断端随之突向掌侧及桡侧成角。在成人外力直接打击背侧，亦可造成伸直型骨折，多为横断或粉碎骨折。X线检查：间接暴力导致者可见尺骨斜形骨折，骨折断端向掌侧及桡侧成角，桡骨头向前外方脱出；直接暴力导致者尺骨骨折端多为横断或粉碎形。

3.2.2 屈曲型

多见于成人。跌倒时手掌着地，肘关节处于屈曲位可造成屈曲型骨折。传达暴力由掌心传向后上方，先造成尺骨横断或短斜形骨折，并突向背侧、桡侧成角，桡骨头向后外方脱出。X线检查：尺骨骨折为横断或短斜形骨折，向背侧、桡侧成角，桡骨头向后外方滑脱。

3.2.3 内收型

多见于幼儿。跌倒时手掌着地，肘关节处于内收位可造成内收型骨折。传达暴力由掌心传向上外方，造成尺骨冠状突下方骨折并突向桡侧成角，桡骨头向后外方滑脱。X线检查：尺骨冠状突下方骨折并向桡侧成角，桡骨头向外侧脱出。

3.2.4 特殊型

多见于成人，临床上较少见，为尺桡骨双骨折合并桡骨头向前脱出。其受伤机制与伸直型大致相同，但暴力较大。

3.3 鉴别诊断

肘关节前脱位合并尺骨鹰嘴骨折多为肘部旋转暴力所致，临床表现为肘关节过伸，屈曲受限，肘窝部隆起，可触及脱出的尺桡骨上端，在肘后方可触到肱骨下端及游离的尺骨鹰嘴骨折片，与健侧对比，前臂掌侧较健肢明显变长。

4 辨证

4.1 早期

伤后 1~2 周，肌肉、筋脉受损，血离经脉，瘀积不散，其主症是气血凝滞而产生的局部肿胀、疼痛。

4.2 中期

伤后 2~3 周，虽损伤症状改善，肿胀瘀阻渐趋消退，疼痛逐步减轻，但瘀阻去而未尽，疼痛减而未止。

4.3 后期

受伤 3 周后，瘀肿已消，但筋骨尚未坚实，功能尚未完全恢复，气血亏损，体质虚弱。

5 治疗

5.1 治疗原则

先整复桡骨头脱位，后整复尺骨骨折。前臂中立位拔伸牵引纠正重叠移位后根据分型施以不同手法整复，整复后采用夹板外固定。手法整复失败者及陈旧型骨折畸形愈合者应行手术治疗；同时根据中医骨伤科三期辨证用药，中后期可应用中药外用熏洗。

5.2 非手术治疗

5.2.1 手法复位外固定疗法

5.2.1.1 复位方法

伤员仰卧位，一助手用双手握住上臂远端，另一助手用双手握住伤肢的腕部，沿前臂纵轴对抗牵引。牵引力不宜过大，以免过牵，待重叠移位矫正后，根据骨折不同部位的移位情况进行整复。

5.2.1.1.1 伸直型：患者前臂置中立位，两助手拔伸牵引，术者两拇指放在桡骨头外侧和前侧，向尺侧、背侧推挤，同时肘关节徐徐屈曲至 90°，使桡骨头复位，然后术者捏住骨折断端进行分骨，在骨折处向掌侧加大成角，再逐渐向背侧按压，使尺骨复位。若骨折未完全复位者，可用推挤提按及摇摆触碰手法矫正残余移位。

5.2.1.1.2 屈曲型：两助手拔伸牵引下，术者两拇指放在桡骨头外侧和背侧，向内侧、掌侧推按，同时肘关节徐徐伸直至 0°，使桡骨头复位，有时还可听到或感觉到桡骨头复位的滑动声，然后术者捏住骨折断端进行分骨，在骨折处向背侧加大成角，再逐渐向掌侧按压，使尺骨复位。若骨折未完全复位者，可用推挤提按及摇摆触碰手法矫正残余移位。

5.2.1.1.3 内收型：助手在拔伸牵引的同时，外展患侧的肘关节，术者拇指放在桡骨头外侧，向内侧推按桡骨头，使之复位，尺骨向桡侧成角亦随之矫正。

5.2.1.1.4 特殊型：先整复桡骨头脱位。助手固定复位的桡骨头，术者再按桡尺骨干双骨折处理，应用牵引、分骨、折顶、按捺等手法，使之复位。

5.2.1.2 固定方法

一般给予夹板固定：先以尺骨骨折平面为中心，在前臂的掌侧与背侧各置一分骨垫，在骨折的掌侧（伸直型）或背侧（屈曲型）置一平垫；在桡骨头的前外侧（伸直型）或后外侧（屈曲型）或外侧（内收型）放置葫芦垫；在尺骨内侧的上下端分别放一平垫，用胶布固定。然后在前臂掌、背侧与桡、尺侧分别放上长度适宜的夹板，一般前侧板从腕横纹起至肘横纹下 1cm 止，后侧板从掌骨中段起，至超过肘关节 3cm 止，内、外侧板分别从桡、尺骨茎突起，至超过肘关节 3cm，用绷带捆绑。伸直型骨折脱位应固定于屈肘位 4~5 周；屈曲型或内收型宜固定于 60° 伸肘位 2~3 周后，改为屈肘位固定 2 周。手法复位后 2 周内注意检查骨折及脱位对位情况，如有再度移位应及时处理。夹板固定 4~5 周后，X 线片显示尺骨骨折线模糊，有连续性骨痂生长，骨折临床愈合后，可去除夹板固定。

5.2.2 药物治疗

5.2.2.1 中药内治

5.2.2.1.1 早期：骨折早期瘀血不去则新血不生，皮肉筋骨失去正常濡养，修复之机受到影响，治当活血祛瘀，消肿止痛为法。由于气血损伤的偏重、寒热的各异、年龄及体质的不同，因而又分以下各法。

5.2.2.1.1.1 行气活血法

主方：桃红四物汤（《医垒元戎》）加减。

常用药：桃仁、川芎、当归、赤芍、生地黄、红花、牡丹皮、制香附、延胡索。

5.2.2.1.1.2 攻下逐瘀法

主方：桃仁承气汤（《伤寒论》）加减。

常用药：大黄、芒硝、桃仁、当归、芍药、牡丹皮。

5.2.2.1.1.3 清热化瘀法

主方：清心药汤（《寿世保元》）加减。

常用药：当归、川芎、生地黄、赤芍、牡丹皮、桃仁、黄芩、黄连、栀子、连翘、甘草。

5.2.2.1.2 中期：伤损诸症经过早期治疗，肿胀消退，疼痛减轻，但瘀肿虽消而未尽，断骨虽连而未坚，其治疗以"和"法为主，具体分为和营止痛法、接骨续筋法。

5.2.2.1.2.1 和营止痛法

主方：和营止痛汤（《伤科补要》）加减。

常用药：赤芍、当归、川芎、苏木、陈皮、乳香、桃仁、川续断、乌药、没药、木通、甘草。

5.2.2.1.2.2 接骨续筋法

主方：续骨活血汤（《伤科补要》）加减。

常用药：当归、赤芍、白芍、生地黄、红花、地鳖虫、骨碎补、煅自然铜、川续断、积雪草、乳香、没药。

5.2.2.1.3 后期：损伤日久，正气必虚，故后期宜采用"补"法，其可分为补气养血法、补养脾胃法、补益肝肾法。此外，由于损伤日久，瘀血凝结，肌筋粘连挛缩，复感风寒湿邪，关节酸痛，屈伸不利者颇为多见，故后期除补养法外，舒筋活络法、温通经络法也较为常用。

5.2.2.1.3.1 补气养血法

主方：八珍汤（《丹溪心法》）加减。

常用药：当归、川芎、白芍、熟地黄、人参、白术、茯苓、炙甘草。

5.2.2.1.3.2 补益肝肾法

主方：壮筋养血汤（《伤科补要》）加减。

常用药：白芍、当归、川芎、川续断、红花、生地黄、牛膝、牡丹皮、杜仲。

5.2.2.1.3.3 补养脾胃法

主方：补中益气汤（《内外伤辨惑论》）加减。

常用药：黄芪、人参、白术、炙甘草、当归、陈皮、升麻、柴胡、生姜、大枣。

5.2.2.1.3.4 舒筋活络法

主方：舒筋汤（《医略六书》）加减。

常用药：白芍、熟地黄、菊花、牡丹皮、牛膝、秦艽、白术、枸杞、玉竹。

5.2.2.1.3.5 温通经络法

主方：麻桂温经汤（《伤科补要》）。

常用药：麻黄、桂枝、红花、白芷、细辛、桃仁、赤芍、甘草。

5.2.2.2 中药外治

应用于尺骨上1/3骨折合并桡骨头脱位的外用药主要有消瘀退肿的双柏膏、舒筋活血的舒筋活络膏、接骨续筋的驳骨散等。去除夹板可应用中药熏洗，瘀血未除者可选用海桐皮汤；伤肢麻痹冷痛、瘀血已初步消散者可选用上肢损伤洗方。

5.3 手术治疗

5.3.1 适应证

手法整复失败者；陈旧性骨折畸形愈合，陈旧性桡骨头脱位未复位，导致肘关节功能障碍及前臂旋转障碍者。

5.3.2 手术方法

对于急性损伤桡骨头闭合复位但尺骨骨折手法整复失败者，采用切开复位内固定手术治疗。对于急性损伤环状韧带或关节囊嵌入阻碍桡骨头复位者，切开复位桡骨头脱位，修复或重建环状韧带，尺骨骨折行内固定。对于陈旧性损伤时间较长，从未复位的桡骨头脱位，或尺骨骨折固定不牢导致骨折成角和桡骨头再脱位的患者，应切除桡骨头，对尺骨进行固定，必要时加松质骨移植术。对损伤6周或更长时间的儿童患者，不宜切除桡骨头，应进行尺骨截骨和环状韧带重建。

5.4 功能锻炼

自固定后多作握拳活动，并可作肩关节的磨肩活动。肘关节不宜过早活动，早期禁止作前臂旋转活动。3周内伸直型和特殊型不能做伸肘活动，屈曲型不能做屈肘活动。在伤后3周后，可以逐步作肘关节屈伸锻炼。前臂的旋转活动须在X线照片显示尺骨骨折线模糊并有连续性骨痂生长时才能开始。骨折临床愈合后可拆除夹板固定，并加强功能锻炼。

双 踝 骨 折

1 范围

本《指南》规定了双踝骨折的诊断、辨证和治疗。

本《指南》适用于双踝骨折的诊断和治疗。

2 术语和定义

下列术语和定义适用于本《指南》。

双踝骨折 double ankle fractures

双踝骨折是指内踝、外踝同时发生的骨折，双踝骨折多见于 Lauge – Hansen 分类中旋后内收型Ⅱ度、旋前外展型Ⅲ度，及旋前外旋型Ⅲ度或旋后外旋型Ⅳ度。

3 诊断

3.1 诊断要点

3.1.1 病史

有明确扭、撞、击打或挤压伤史，受伤时足呈旋前或旋后位。

3.1.2 症状体征

伤后内踝和外踝部位明显肿胀、疼痛，可见青紫或瘀斑，严重者甚至出现足背及内踝处张力性水泡。被动或主动将足旋前或旋后可诱发剧痛，踝关节功能障碍。查体内踝和外踝处压痛明显，明显移位者可触及骨擦感或听到骨擦音，踝关节畸形，严重者足呈内翻或外翻畸形。

3.1.3 影像检查

X 线摄片可见内踝和外踝均有骨折线，可为横行或斜形。有时可见距骨脱位，也可见下胫腓骨分离。

4 辨证

4.1 早期

伤后 1～2 周，肌肉、筋脉受损，血离经脉，瘀积不散，其主症是气血凝滞而产生的局部肿胀、疼痛。

4.2 中期

伤后 2～3 周，虽损伤症状改善，肿胀瘀阻渐趋消退，疼痛逐步减轻，但瘀阻去而未尽，疼痛减而未止。

4.3 后期

受伤 3 周后，瘀肿已消，但筋骨尚未坚实，功能尚未完全恢复，气血亏损，体质虚弱。

5 治疗

5.1 治疗原则

手法复位、固定、功能锻炼相结合，尽量恢复关节面的平整光滑，重建关节的稳定性。

5.2 非手术疗法

5.2.1 手法复位外固定疗法

适用于无移位的双踝骨折，或虽有移位，但能够复位且稳定者。按暴力作用相反的方向进行复位和固定。一般采用单腰麻或坐骨神经阻滞麻醉，年轻体壮者也可不用麻醉。患者平卧，屈膝90°，第一助手站于患肢外侧，用肘部套住患肢腘窝，一手抱于膝部向上牵拉。第二助手站于患肢远端，一手握足前，一手托足跟纵行牵引，并使足略跖屈，循原来骨折移位方向徐徐牵引。牵引不可用力过猛，以防加重韧带损伤。如果有旋转畸形，先矫正旋转畸形。牵引足部的助手将足内旋或外旋并同时内翻或外翻（内踝骨折内翻，外踝骨折外翻）。骨折复位后用夹板或石膏固定。

5.2.2 药物治疗

5.2.2.1 中药内治

5.2.2.1.1 早期

治法：活血化瘀，消肿止痛。

主方：活血止痛汤（《伤科大成》）。

常用药：桃仁、红花、牛膝、当归、川芎、乳香、苏木、没药、地鳖虫、三七、赤芍、紫荆藤等。

5.2.2.1.2 中期

治法：接骨续筋。

主方：续骨活血汤（《中医伤科讲义》）。

常用药：地鳖虫、乳香、牛膝、没药、自然铜、骨碎补、大黄、血竭、当归、丹参、淫羊藿、泽兰、川续断等。

5.2.2.1.3 后期

治法：壮筋骨，养气血，补肝肾为主。

主方：壮筋养血汤（《伤科补要》）、八珍汤（《正体类要》）。

常用药：当归、川芎、白芷、川续断、杜仲、山茱萸、红花、生地黄、牛膝、牡丹皮、杜仲、白术、白芍、茯苓等。

5.2.2.2 药物外治

5.2.2.2.1 早期：治宜活血化瘀、消肿止痛，可选用消肿止痛膏等外敷。

5.2.2.2.2 中期：治宜接骨续筋、舒筋通络，可选用下肢损伤洗方等熏洗。

5.2.2.2.3 后期：治宜温经通络，可选用三色敷药、麝香壮骨膏等外敷。

5.2.2.3 中成药

沈阳红药胶囊：适用于骨折早期气滞血瘀证。

伤科接骨片：适用于骨折中期骨断筋伤证。

接骨七厘片：适用于骨折中期骨断筋伤证。

红药贴膏（气雾剂）：适用于骨折后期风湿痹阻证。

5.3 手术治疗

适用于大多数不能闭合复位或虽能闭合复位但不稳定的双踝骨折。内踝较小的骨折块可用1枚松质骨拉力螺丝钉和1枚克氏针固定以防止旋转；对于骨折块太小或粉碎性骨折不能用螺丝钉固定者，可用2枚克氏针及张力带钢丝固定；对于延伸至干骺端的垂直型骨折，则需采用小型半管形支撑钢板进行稳妥固定。斜形的外踝骨折可用重建钢板或管型钢板固定，横断的外踝骨折也可用张力带固定。

切开复位内固定可在损伤后最初的12小时内进行，否则由于广泛的肿胀应延迟至伤后7～14天。在手术中，如果软组织过度肿胀，可延迟关闭切口或植皮。

5.4 功能锻炼

踝部骨折为关节内骨折，早期功能锻炼，有促进功能恢复的作用，且对进入关节面的骨折端有"模造塑形"的作用，故应予以重视。

5.4.1 早期

单纯行夹板或石膏外固定者，在2周内鼓励患者活动足趾和踝部背伸活动。内固定者在术后1周内患者活动足趾和踝部背伸活动。

5.4.2　中期

　　在保持夹板固定的情况下逐渐加大踝关节的主动活动范围，并辅以被动活动。被动活动时，术者一手握紧内、外侧夹板，另手握前足，只作背伸和跖屈，但不作旋转或翻转活动。

5.4.3　后期

　　进行主动和被动活动，逐渐达到正常活动范围，6周后可下地扶拐活动，12周后如果骨折愈合可弃拐活动。上述各种功能锻炼均应在患者无疼痛的条件下进行。

―――――――――――

内 踝 骨 折

1 范围

本《指南》规定了内踝骨折的诊断、辨证和治疗。

本《指南》适用于内踝骨折的诊断和治疗。

2 术语和定义

下列术语和定义适用于本《指南》。

内踝骨折 fracture of medial malleolus

内踝骨折一般由于外翻损伤引起，多见于 Lauge－Hansen 分类中的旋前外展型、旋前外旋型，单纯内踝骨折，其骨折线一般呈横行，系由于旋前时牵拉内踝所致。

3 诊断

3.1 诊断要点

3.1.1 病史

有明确外伤史，受伤时足呈旋前外展或外旋位。

3.1.2 症状体征

伤后见内踝部肿胀、疼痛，有青紫或瘀斑，严重者甚至出现水泡。被动或主动将足旋前可诱发剧痛，严重者可见踝关节功能障碍。查体内踝处压痛明显，明显移位者可触及骨擦感或听到骨擦音，内踝处畸形，严重者足呈外翻畸形。

3.1.3 影像检查

X 线摄片可见内踝有骨折线。单纯内踝骨折线多为横行。根据移位的程度可分为无移位骨折、轻度移位骨折和明显移位骨折以及骨折伴距骨脱位。

3.2 鉴别诊断

本病主要与单纯内侧副韧带（三角韧带）损伤相鉴别，两者症状和体征均相似，但 X 线可鉴别有无骨折。应注意是否合并有外侧副韧带损伤，尤其是当骨折线为斜形，由内下斜向外上时，此种多是外侧副韧带损伤合并内踝骨折，当属于双踝骨折的范畴。

4 辨证

4.1 早期

伤后 1～2 周，肌肉、筋脉受损，血离经脉，瘀积不散，其主症是气血凝滞而产生的局部肿胀、疼痛。

4.2 中期

伤后 2～3 周，虽损伤症状改善，肿胀瘀阻渐趋消退，疼痛逐步减轻，但瘀阻去而未尽，疼痛减而未止。

4.3 后期

受伤 3 周后，瘀肿已消，但筋骨尚未坚实，功能尚未完全恢复，气血亏损，体质虚弱。

5 治疗

5.1 治疗原则

手法复位、固定、功能锻炼相结合，尽量恢复关节面的平整光滑，重建关节的稳定性。

5.2 非手术疗法

5.2.1 手法复位外固定疗法

适用于无移位的内踝骨折或有移位但能够复位且稳定的内踝骨折。按暴力作用相反的方向进行复位和固定。一般采用单腰麻或坐骨神经阻滞麻醉，年轻体壮者也可不用麻醉。患者平卧，屈膝90°，第一助手站于患肢外侧，用肘部套住患肢胭窝，一手抱于膝部向上牵拉。第二助手站于患肢远端，一手握足前，一手托足跟纵行牵引，并使足略跖屈，循原来骨折移位方向徐徐牵引。牵引不可用力过猛，以防加重韧带损伤。如果有旋转畸形，先矫正旋转畸形。牵引足部的助手将足内旋或外旋并同时内翻。如果有向外移位，可以用两手掌在内外踝挤压，以纠正向外侧移位。骨折复位后给予夹板或石膏外固定。

5.2.2 药物治疗

5.2.2.1 中药内治

5.2.2.1.1 早期

治法：活血化瘀，消肿止痛。

主方：活血止痛汤（《伤科大成》）加减。

常用药：桃仁、牛膝、红花、当归、川芎、乳香、苏木、没药、地鳖虫、三七、赤芍、紫荆藤等。

5.2.2.1.2 中期

治法：接骨续筋。

主方：续骨活血汤（《中医伤科讲义》）加减。

常用药：地鳖虫、乳香、牛膝、没药、自然铜、骨碎补、大黄、血竭、当归、丹参、淫羊藿、泽兰、川续断等。

5.2.2.1.3 后期

治法：壮筋骨，养气血，补肝肾为主。

主方：壮筋养血汤（《伤科补要》）、八珍汤（《正体类要》）加减。

常用药：当归、川芎、白芷、川续断、杜仲、山茱萸、红花、生地黄、牛膝、牡丹皮、杜仲、白术、白芍、茯苓等。

5.2.2.2 中药外治

5.2.2.2.1 早期：治宜活血化瘀、消肿止痛，可选用消肿止痛膏等外敷。

5.2.2.2.2 中期：治宜接骨续筋、舒筋通络，可选用下肢损伤洗方等熏洗。

5.2.2.2.3 后期：治宜温经通络，可选用三色敷药、麝香壮骨膏等外敷。

5.2.2.3 中成药

沈阳红药胶囊：适用于骨折早期气滞血瘀证。

伤科接骨片：适用于骨折中期骨断筋伤证。

接骨七厘片：适用于骨折中期骨断筋伤证。

红药贴膏（气雾剂）：适用于骨折后期风湿痹阻证。

5.3 手术疗法

5.3.1 闭合复位经皮空心螺钉内固定

适用于能够闭合复位但不稳定的内踝骨折。

5.3.2 切开复位空心螺钉内固定

适用于不能够闭合复位或对踝关节功能要求较高的内踝骨折患者。较小的骨折块可用1枚松质骨拉力螺丝钉；对于骨折块太小或粉碎性骨折不能用螺丝钉固定者，可用2枚克氏针及张力带钢丝固定。

5.3.3 切开复位小型半管形支撑钢板或重建钢板及管型钢板等固定

适用于延伸至干骺端的垂直型骨折。

5.4 功能锻炼

踝部骨折为关节内骨折，早期功能锻炼，有促进功能恢复的作用，且对进入关节面的骨折端有

"模造塑形"的作用，故应予以重视。

5.4.1 早期

单纯行夹板或石膏外固定者，在2周内鼓励患者活动足趾和踝部背伸活动。内固定者在术后1周内患者活动足趾和踝部背伸活动。

5.4.2 中期

在保持夹板固定的情况下，逐渐加大踝关节的主动活动范围，并辅以被动活动。被动活动时，术者一手握紧内、外侧夹板，另手握前足，只作背伸和跖屈，但不作旋转或翻转活动。

5.4.3 后期

进行主动和被动活动，逐渐达到正常活动范围，4周后可下地扶拐活动，6周后如果骨折愈合可弃拐活动。

上述各种功能锻炼均应在患者无疼痛的条件下进行。

桡、尺骨干双骨折

1 范围

本《指南》规定了桡、尺骨干双骨折的诊断、辨证和治疗。

本《指南》适用于桡、尺骨干双骨折的诊断和治疗。

2 术语和定义

下列术语和定义适用于本《指南》。

桡、尺骨干双骨折 radial, ulnar shaft fracture

由于直接暴力、传导暴力或扭转暴利导致桡骨与尺骨同时发生骨折。直接暴力所致者骨折线多呈横形、粉碎性或多段性，骨折线常在同一平面；传导暴力所致者常表现为桡骨中上段骨折，尺骨中下段，两骨折线不在同一平面；扭转暴力所致者，骨折线多为螺旋形或短斜形、蝶形或多段形，暴力直接作用部位多合并严重软组织损伤，发生开放性骨折。

3 诊断

3.1 诊断要点

3.1.2 病史

有明确外伤史。

3.1.2 症状体征

直接或间接暴力均可造成，伤后局部疼痛、肿胀，前臂活动功能丧失，动则疼痛加剧。有移位的完全骨折，前臂可有缩短、成角或旋转畸形；儿童青枝骨折则仅有成角畸形。骨折端刺戳所致的开放骨折，皮肤伤口一般较小，外露的骨折端有时自行回纳至伤口内。检查局部压痛明显，有纵向叩击痛，有移位的完全骨折者有骨擦音和异常活动。

3.1.3 影像检查

摄前臂X线正、侧位片可判断骨折类型、移位方向以及有无上下桡尺关节脱位。X线摄片应包括腕及肘关节，既可避免遗漏上下尺桡关节的合并损伤，又可判断桡骨远近端的旋转位置，以利复位，亦可明确有关上下尺桡关节脱位。

3.2 分类

临床根据骨折形状等可分为以下几种类型：单纯桡骨及单纯桡骨干骨折；桡尺骨干横断骨折；桡尺骨干斜形骨折；桡尺骨干螺旋形骨折；桡尺骨干粉碎性骨折；桡尺骨干无移位骨折；桡尺骨干青枝骨折。

3.3 鉴别诊断

桡尺骨干双骨折依据病史、临床表现、X线片检查可明确诊断。其远、近1/3段双骨折时应注意分别与孟氏骨折、盖氏骨折的特殊型相鉴别。孟氏骨折的特殊型临床表现与尺桡骨近1/3段骨折相似，但X线片示桡骨头有不同方向的脱位表现；盖氏骨折的特殊型临床表现与尺桡骨远1/3段骨折相似，但X线片示尺骨头有不同方向的脱位表现，依此可明确鉴别。

4 辨证

4.1 早期

伤后1~2周，肌肉、筋脉受损，血离经脉，瘀积不散，其主症是气血凝滞而产生的局部肿胀、疼痛。

4.2 中期

伤后2~3周，虽损伤症状改善，肿胀瘀阻渐趋消退，疼痛逐步减轻，但瘀阻去而未尽，疼痛减而未止。

4.3 后期

受伤 3 周后，瘀肿已消，但筋骨尚未坚实，功能尚未完全恢复，气血亏损，体质虚弱。

5 治疗

5.1 治疗原则

前臂的主要特点是具有旋转功能，对手部功能的发挥至关重要。尺桡骨干双骨折后，在骨折远、近段之间可发生重叠、旋转、成角及侧方移位 4 种畸形。治疗时需将桡、尺骨远近端正确对位，4 种畸形均得到矫正，恢复两骨的等长及固有的生理弧度，才能恢复前臂的正常功能。由于对此种骨折的复位和固定要求高，故临床上对无移位的桡尺骨干骨折、稳定性骨折及儿童桡尺骨干青枝骨折，可选非手术治疗；开放性骨折、不稳定桡尺骨干骨折、开放性骨折、陈旧性骨折不愈合者及合并有血管神经损伤者，应选手术治疗。

5.2 非手术治疗

5.2.1 手法复位外固定疗法

5.2.1.1 适应证

适用于有移位的全部新鲜骨折，无严重血管神经损伤、骨筋膜室综合征。

5.2.1.2 操作方法

患者仰卧位或坐位，患肩外展 70°～90°，肘屈曲 90°。因肘关节伸直时，肱二头肌、旋前圆肌等肌肉紧张、牵拉，会加重骨折的移位，增加手法整复的困难。肘关节屈曲时，肱二头肌和旋前圆肌松弛，则有利于骨折的整复。因此，整复时肘关节不宜取伸直位。临床常用下述复位手法。

5.2.1.2.1　拔伸牵引：第一助手握肘上，第二助手握手部的大、小鱼际。两助手先顺势拔伸数分钟，以矫正骨折的重叠和成角畸形。依据骨折远端对近端的原则，将前臂远端根据近端旋转方向置于一定的位置，继续进行牵引，以矫正旋转畸形。如尺、桡骨干上 1/3 骨折，桡骨骨折近端因受肱二头肌和旋后肌的牵拉而呈屈曲旋后位，骨折远端因旋前圆肌和旋前方肌的牵拉而呈旋前位，故前臂远端须置于旋后位进行拔伸牵引。如此即易于矫正骨折重叠、成角和旋转畸形。

5.2.1.2.2　反折托顶：前臂肌肉比较丰厚发达，加之骨折后的瘀肿和肌肉痉挛，有时单纯依靠拔伸牵引未能较好矫正骨折重叠移位，即使继续加大牵引力亦不易获得矫正。虽经拔伸牵引而重叠移位未完全矫正者，宜采用折顶手法，可比较省力地整复残余重叠移位，又能顺利地矫正侧方移位。术者两手先将尺、桡两骨骨折近、远端侧方移位矫正为单纯的同一方向的掌、背侧重叠移位，然后术者两手拇指在背侧按住突出的骨折断端，两手其他四指托住向掌侧下陷的骨折另一断端，待各手指放置准确后，在较轻的牵引下，慢慢地向原来成角变位的方向加大成角，同时两手拇指由背侧推按突出的骨折端。残余重叠移位越多，加大的成角也应越大。待成角加大到一定程度，感到两骨折端同一侧的皮质对端相顶后，骤然向回反折。反折时，拇指继续向掌侧推按向背侧突出的骨折断端，而食、中、环三指用力向背侧托顶下陷的骨折另一端。其方向可正、可斜，力量可大、可小，完全依骨折断端移位程度及方向而定。中 1/3 及下 1/3 骨折，通过折顶手法，骨折远、近断端都可对顶相接，侧方移位亦基本矫正，而获得较好的复位。对上 1/3 骨折，因该处肌肉丰厚，骨间隙狭窄，通过折顶手法，尺骨较易整复，但桡骨近端易向桡侧、背侧旋转移位；远端则向尺侧、掌侧旋转移位，须采用挤捏分骨法。进行折顶时，应注意折角不宜过大，以免损伤神经、血管；并应注意骨折端勿刺破皮肤，以免使闭合骨折转化为开放骨折。

5.2.1.2.3　夹挤分骨：桡尺骨骨干骨折后，骨间膜松紧不均，骨折段容易互相成角向前臂中间靠拢，影响前臂的旋转功能，故必须使其骨间隙恢复正常。夹挤分骨，是整复前臂骨折的重要手法。术者两手分别于患臂桡侧和尺侧，两手的拇指及食、中、环三指分别置于骨折部的掌、背侧，沿前臂纵轴方向夹挤骨间隙。在夹挤的同时两手分别将桡、尺骨向两侧提拉，使向中间靠拢的尺、桡骨断端向尺、桡侧各自分开，悬张于两骨间的骨间膜恢复其紧张度，以牵动尺、桡骨的骨间嵴，使之恢复两骨正常的相互对峙的位置，并可矫正部分残余侧方移位。

5.2.1.2.4 回旋捺正：斜形或螺旋形骨折，若骨折端有背向侧方移位，其背向侧重叠较多时，单靠拔伸牵引无法矫正背向重叠移位，若用暴力推按复位，则容易将骨尖折断，甚至造成骨折端劈裂，而影响骨折部的稳定性。采用回旋捺正法，可较省力地进行复位。两助手略加牵引，术者一手固定骨折近端，另一手将骨折远端按压，造成骨折背向移位的路径紧贴骨折近端逆向回旋，矫正背向移位，使两骨折面对合，再相对挤按捺正，使两骨折面紧密接触，即可复位。回旋时，两骨段要互相紧贴，以免损伤血管神经或加重软组织损伤。若感觉有软组织阻挡，即应改变回旋方向。

5.2.1.2.5 扳提推按：横断或斜形骨折有侧方移位者，可采用扳提推按手法。矫正重叠或旋转移位后，助手继续维持牵引，术者在维持分骨情况下，一手捏持骨折近端，另一手捏持骨折远端。若骨折断端分别向尺、桡侧移位（即内、外侧移位），须向中心推按向桡、尺侧移位的骨折断端。若骨折断端向掌、背侧移位（即前后侧移位），须将下陷的骨折断端向上扳提，同时将上凸的骨折断端向下推按。若同时有尺、桡侧及掌、背侧移位时，扳提推按要斜向用力，使之复位。

5.2.1.2.6 摇晃捺正：经上述手法复位后，若锯齿状横断骨折仍有轻微侧方移位，可采用摇晃捺正法。术者两手拇指及食指分别由掌、背侧紧捏住已复位的骨折部。先嘱牵引远侧端的助手轻轻地小幅度地旋转，并向尺、桡侧微微摇晃骨折远端。然后术者两手紧捏骨折部，向尺、桡侧及掌、背侧轻微摇晃骨折部，矫正残余的轻微侧方移位。一般在开始摇晃时，可听到极微细的骨擦音，待骨擦音完全消失，而且骨折端无滑动感后，提示骨折已整复成功。

5.2.1.2.7 触顶合骨：骨折复位后，如属稳定骨折，可采用纵向触顶合骨法。一助手固定骨折近端，术者两手紧捏骨折部，另一助手握持骨折远端向骨折近端轻轻纵向触顶，使骨折断端互相嵌插而紧密吻合，有利于骨折整复后的稳定性。若为不稳定骨折，则不宜采用此法。

5.2.1.2.8 按摩理顺：术者在分骨情况下，一手固定骨折部，另一手沿骨干纵轴往返捋摩，顺骨捋筋，以舒经脉，散瘀肿，止疼痛。

儿童青枝骨折的复位手法比较简单，患儿仰卧或坐位，患肢前臂旋后，在两助手牵引下，术者两手拇指置于骨折成角凸起处，两手其余四指分别置于凹侧的骨折远、近端，拇指向凹侧用力按压，两手其余四指同时用力向凸侧扳拉，将成角畸形完全矫正。亦可由一助手握持患肢肘上，术者一手握住患肢腕部，将前臂置于旋后位作拔伸牵引，另一手食、中、环指按于成角凸起处，并用拇指和小鱼际分别顶住成角凹侧的两端，然后食、中、环指用力逐渐地向凹侧按压，直至成角畸形完全矫正。还可采用上夹板后再用挤按复位法整复，先在骨折成角凸起处放置一平垫，在凹侧两端各放置一平垫，然后将4块前臂夹板用布带绑扎固定，再用两手掌分别置于骨折成角凸起处和凹侧，同时用力对向挤按将成角畸形完全矫正，最后再调紧绑扎布带。

整复后前臂缠绕绷带，并放置分骨垫，用四合一夹板捆绑，加用带柄的手托外固定前臂于中立位。掌、背两侧夹板要比桡尺两侧夹板宽，掌侧及背侧夹板的上、下两端各为患肢前臂上、下两段最大周径的1/3，成上宽下窄的梯形夹板，桡侧及尺侧夹板各为患肢前臂最大周径的1/7，夹板间距离约1cm。掌侧夹板长度由肘横纹至腕横纹，背侧夹板由尺骨鹰嘴至腕关节或指掌关节，桡侧夹板由桡骨头至桡骨茎突，尺侧夹板自肱骨内上髁下达第五掌骨基底部。尺侧夹板超过腕关节，可克服因手部重力下垂而致使尺骨骨折端向桡侧成角的杠杆作用。

若复位前桡、尺骨相互靠拢者，可采用分骨垫放置在两骨之间。掌、背侧骨间隙各置一个分骨垫。双骨折的骨折线在一个平面时，分骨垫放在骨折线上、下各一半处；骨折线不在同一平面时上，分骨垫放在骨折线之间。掌侧分骨垫放在掌长肌腱与尺侧屈肌腱之间；背侧分骨垫放在尺骨背面的桡侧缘。分骨垫放妥后，用两条胶布固定。分骨垫不宜卷得太紧，以免引起皮肤受压坏死。

若骨折原有成角移位或侧方移位，则可按移位的方向，用三点加压法或二点加压法放置压垫。一般上 1/3 及中 1/3 骨折，在前臂掌侧面（相当于骨折部）放置一小平垫；在前臂背侧上、下端各放置一平垫；上端放置部位与桡骨头平齐；下端放在腕上 2cm 处，施行三点加压，维持桡尺骨干背侧弯曲的生理弧度。上 1/3 骨折，桡骨近端易向桡侧偏移，可在桡骨近段的桡侧再放置一小平垫。中 1/3 及下 1/3 骨折，骨折端易向掌侧及桡侧成角，除施行三点加压外，必要时可在骨折部的桡侧再加一小平垫。

各垫放置妥当并用胶布条固定后，先放置掌、背侧夹板，用手扶住，再放置桡、尺侧夹板。然后在中间先绑扎一道或两道布带，绑扎的松紧要适宜。绑扎后，再用前臂带柱托板固定，肘关节屈曲 90°，三角巾悬吊胸前，前臂原则上放置中立位，上 1/3 骨折前臂可放置稍旋后位。

固定早期每隔 3～4 天 X 线透视复查 1 次，特别对不稳定骨折，应注意有无发生再移位，如发现移位，须及时矫正。儿童青枝骨折固定 3～4 周，成人固定 6～8 周，待骨折临床愈合后，始可拆除夹板。尺骨上 1/3 骨折，由于局部血液供应较差，若又固定不良，断端间有异常活动，则容易造成骨迟缓愈合或不愈合，故固定必须牢靠，固定时间可根据具体情况而适当延长。

5.2.2 手法复位经皮穿针内固定疗法
5.2.2.1 适应证
适用于手法复位失败或复位后单纯外固定不稳定的闭合性尺桡骨骨折。
5.2.2.2 操作方法
患者仰卧，臂丛神经麻醉下，患肢外展 45°，两助手分别抓住肘关节、腕关节，屈肘 90°，做对抗牵引拔伸 5 分钟，手法整复。C 型臂 X 线机透视证实复位成功，断端对位对线良好后助手稳住患肢，局部常规皮肤消毒、铺巾。取直径 2.5mm 克氏针 1 支，在桡骨茎突背侧 Lister 结节部进针，以 25°角刺入骨皮质，平行刺进松质骨区，进入骨髓腔，慢慢把针推进，在 C 型臂 X 线机透视下见针尖进到骨折断端处时，继续推进，使进入近端骨髓腔约 3～5cm 即可。尺骨自鹰嘴后方钻入，进入尺骨骨髓腔顺行打入。对难以复位的骨折，可用钢针在骨折处刺入，通过经皮撬拨使断端复位，以助克氏针顺利地进入远端髓腔，两根克氏针放好后 X 线透视复查，确认断端对位对线良好，然后分别剪掉多余的克氏针，将针尾弯 45°角埋于皮下。复位后外用小夹板或石膏托屈肘 90°中立位固定，悬吊前胸。按照"动静结合"的原则，循序渐进地进行肘、腕关节功能锻炼，根据 X 线片所示情况决定去除外固定的时间。

5.2.3 药物治疗
5.2.3.1 中药内治
5.2.3.1.1 早期：骨折早期瘀血不去则新血不生，皮肉筋骨失去正常濡养，修复之机受到影响，治当破瘀行气，消肿止痛为法。由于气血损伤的偏重、寒热的各异、年龄及体质的强弱不同，因而在"破"法中又分以下各法。
5.2.3.1.1.1 行气活血法
主方：桃红四物汤（《医垒元戎》）加减。
常用药：桃仁、川芎、当归、赤芍、生地黄、红花、牡丹皮、制香附、延胡索。
5.2.3.1.1.2 攻下逐瘀法
主方：桃核承气汤（《伤寒论》）加减。常用药：桃仁、桂枝、大黄、芒硝、甘草。
5.2.3.1.1.3 清热凉血法
主方：五味消毒饮（《医宗金鉴》）加减。
常用药：金银花、野菊花、蒲公英、紫花地丁、紫背天葵。
5.2.3.1.2 中期：伤损诸症经过早期治疗，肿胀消退，疼痛减轻，但瘀肿虽消而未尽，断骨虽连而未坚，其治疗以"和"法为主，具体分为和营止痛法、接骨续筋法。
5.2.3.1.2.1 和营止痛法
主方：和营止痛汤（《伤科补要》）加减。

常用药：赤芍、当归、川芎、苏木、陈皮、乳香、桃仁、川续断、乌药、没药、木通、甘草。

5.2.3.1.2.2 接骨续筋法

主方：续骨活血汤（《中医伤科讲义》）加减。

常用药：当归、赤芍、白芍、生地黄、红花、地鳖虫、骨碎补、煅自然铜、川续断、积雪草、乳香、没药。

5.2.3.1.3 后期：损伤日久，正气必虚，故后期宜采用"补"法，其可分为补气养血法、补养脾胃法、补益肝肾法。此外，由于损伤日久，瘀血凝结，肌筋粘连挛缩，复感风寒湿邪，关节酸痛，屈伸不利者颇为多见，故后期除补养法外，舒筋活络法、温通经络法也较为常用。

5.2.3.1.3.1 补气养血法

主方：八珍汤（《丹溪心法》）加减。常用药：当归、川芎、白芍、熟地黄、人参、白术、茯苓、炙甘草。

5.2.3.1.3.2 补益肝肾法

主方：壮筋养血汤（《伤科补要》）加减。

常用药：白芍、当归、川芎、川续断、红花、生地黄、牛膝、牡丹皮、杜仲。

5.2.3.1.3.3 补养脾胃法

主方：补中益气汤（《内外伤辨惑论》）加减。

常用药：黄芪、人参、白术、炙甘草、当归、陈皮、升麻、柴胡、生姜、大枣。

5.2.3.1.3.4 舒筋活络法

主方：舒筋汤（《医略六书》）加减。

常用药：白芍、熟地黄、菊花、牡丹皮、牛膝、秦艽、白术、枸杞、玉竹。

5.2.3.1.3.5 温通经络法

主方：麻桂温经汤（《伤科补要》）加减。

常用药：麻黄、桂枝、红花、白芷、细辛、桃仁、赤芍、甘草。

桡、尺骨干双骨折除按骨折三期辨证用药之外，若出现骨折迟缓愈合者，应重用接骨续伤药，如土鳖虫、自然铜、骨碎补之类；闭合骨折若合并神经损伤，在骨折复位夹板固定后内服药还应加入行气活血、通经活络之品，如黄芪、地龙等。

5.2.3.2 中药外治

应用于桡、尺骨干双骨折的外用药主要有消瘀退肿的双柏膏、舒筋活血的舒筋活络膏、接骨续筋的驳骨散等。对于新伤瘀血积聚者可选用海桐皮汤；陈伤风湿冷痛、瘀血已初步消散者，可选用上肢损伤洗方。

5.2.3.3 中成药

沈阳红药胶囊：适用于骨折早期气滞血瘀证。

伤科接骨片：适用于骨折中期骨断筋伤证。

接骨七厘片：适用于骨折中期骨断筋伤证。

红药贴膏（气雾剂）：适用于骨折后期风湿痹阻证。

5.3 手术治疗

5.3.1 适应证

非手术治疗效果不满意者；开放骨折；合并骨筋筋膜室综合征或重要血管神经损伤；病理性骨折；骨折畸形愈合或不愈合者。

5.3.2 手术方法

可选切开复位接骨板内固定术、闭合复位外固定架固定术等。

5.4 功能锻炼

小夹板外固定者，骨折复位和固定后，立即进行手指主动屈伸活动，肩、肘关节功能锻炼，随疼痛缓解，幅度逐渐加大。固定 1~3 个月后，摄 X 线片见有显著骨痂形成者，可适当负重训练。经皮穿针内固定者，较单纯外固定，锻炼幅度可加大，时间可提前。接骨板、外固定支架固定者，较单纯外固定，锻炼幅度可加大，时间可提前。但一定要摄 X 线片监测，避免固定器材断裂。

桡骨远端骨折

1 范围

本《指南》规定了桡骨远端骨折的诊断、辨证和治疗。

本《指南》适用于桡骨远端骨折的诊断和治疗。

2 术语和定义

下列术语和定义适用于本《指南》。

桡骨远端骨折 distal radius fracture

桡骨远端骨折是指距桡骨下端关节面2～3cm以内的骨折。桡骨远端骨折主要发生在6～10岁和60～75岁两个年龄段，在6～10岁阶段，男女发病率没有显著性差异；在60～75岁阶段，女性患者明显比男性患者增多。从发生的原因看，在6～10岁阶段，主要是高能量损伤引起，与年轻患者的骨骼发育有相关性，而在60～75岁阶段，低能跌伤较多，其原因与高龄及女性绝经后的骨质疏松相关。

3 诊断

3.1 诊断要点

3.1.1 病史

有明确外伤史。

3.1.2 症状体征

伤后腕部疼痛并迅速肿胀，常波及手背及前臂下1/3，腕关节活动功能部分或完全丧失，手指做握拳动作时疼痛加重，暴力轻时，骨折嵌插而无明显移位，畸形不明显；暴力重，Colles骨折移位严重者，腕掌侧隆起，而其远侧向腕背侧突出，从侧面可见典型"餐叉样"畸形；骨折远端向桡侧移位并有缩短移位时，桡骨茎突上移至尺骨茎突同一水平甚至高于尺骨茎突的平面，从手掌正面观，可见腕部横径增宽和手掌移向桡侧，呈"枪刺状"畸形。移位严重的Smith骨折呈"锅铲样"畸形，骨折远端向掌侧移位，有时掌侧骨皮质粉碎形成骨折，碎骨块移向屈肌鞘管，压迫腕管，刺激正中神经，产生感觉障碍。Barton骨折较少见，属于关节内骨折，伴有掌侧和背侧腕关节半脱位和脱位，腕背侧或掌侧触之有空虚感，骨折端有时可触及移位的骨折块。临床检查桡骨远端有压痛，可触及移位的骨折端可有骨擦音。伴有三角纤维复合体损伤或下尺桡关节脱位的患者，尺骨茎突可有压痛或向背侧移位。

3.1.3 影像检查

X线检查即可明确骨折的部位和移位情况，并可作为复位的依据。常规摄前臂包括腕关节的正侧位X线片可确诊。

典型的Colles骨折移位表现为以下几点：桡骨远端骨折块向背侧移位；桡骨远端骨折块向桡侧移位；骨折处向掌侧成角；桡骨短缩，骨折处背侧骨质嵌入或粉碎骨折；桡骨远端骨折块旋后；正位片示尺偏角小于20°，侧位片上示掌倾角小于10°。典型的Smith骨折X线片表现是桡骨远折端连同腕骨向掌侧、近侧移位，尺骨茎突可发生骨折。很少有嵌入骨折，掌侧骨皮质常有粉碎骨折块，骨折块旋转，桡骨短缩。

Barton骨折典型X线表现为骨折位于桡骨远端背侧缘或掌侧缘，骨折块较大时常与腕关节一起向掌侧或背侧半脱位。

X线片上常见合并有尺骨茎突骨折，骨折的尺骨茎突不同程度的分离，严重者向桡侧移位。如果无尺骨茎突骨折，而桡骨远折端向桡侧移位明显时，说明有三角软骨盘的撕裂。

对于关节面粉碎严重者可做CT检查，以了解关节面损伤情况。

由于受伤的姿势、外力的轻重和方向不同，骨折的具体表现也有所不同。有的骨折以移位为主；有的以嵌压为主；有的背侧缘有一较大的蝶形骨折片；有的为粉碎骨折，骨折线通入关节；有的骨折线位置很低，距离关节面仅 0.5～1cm。这些特点在整复时应予以注意。

3.2 分类

桡骨远端骨折，根据所遭受暴力作用的方向、受伤对患者的体位和骨折移位方向的不同，一般可分为伸直型（Coues 骨折）、屈曲型（Smith 骨折）、背侧缘骨折（Barton 骨折）和掌侧缘骨折（反Barton 骨折）4 种类型。

3.3 鉴别诊断

桡骨远端骨折依据外伤史、临床表现、X 线片检查诊断不难。其中 Barton 背侧型骨折和掌侧型骨折应分别与 Colles 骨折和 Smith 骨折相鉴别。仔细阅读 X 线片，根据骨折线及骨折块移位方向可明确鉴别。

4 辨证

4.1 早期

伤后 1～2 周，肌肉、筋脉受损，血离经脉，瘀积不散，其主症是气血凝滞而产生的局部肿胀、疼痛。

4.2 中期

伤后 2～3 周，虽损伤症状改善，肿胀瘀阻渐趋消退，疼痛逐步减轻，但瘀阻去而未尽，疼痛减而未止。

4.3 后期

受伤 3 周后，瘀肿已消，但筋骨尚未坚实，功能尚未完全恢复，气血亏损，体质虚弱。

5 治疗

5.1 治疗原则

桡骨远端骨折，需尽早行手法复位，因此类骨折为近关节骨折，要求骨折对位对线好，才不致影响关节功能的恢复。对无移位或不全骨折，不需要整复，仅用掌背侧小夹板或石膏外固定 2～3 周即可；对有移位骨折，应根据骨折类型采用不同的整复方法；手法复位失败或复位后单纯外固定不稳定的骨折，采用经皮穿针内固定术；优势手损伤的年轻人，骨折严重粉碎时，或伴有严重软组织损伤或开放骨折，适用于外固定支架固定；对于关节面骨折移位≥2mm、闭合复位困难者，可采用切开复位接骨板内固定。

5.2 非手术治疗

5.2.1 手法复位外固定疗法

5.2.1.1 适应证

适用于有移位的新鲜闭合骨折，未合并显著血管神经损伤者。

5.2.1.2 操作方法

5.2.1.2.1 Colles 骨折操作方法：一人整复法：患者取坐位，患肢前臂旋前，手掌向下，亦可将前臂置于台上，患腕垫以软枕，骨折远端以下垂于台旁。术者一手握前臂下段，另一手握腕部，两手沿原来移位方向拔伸牵引，至嵌入或重叠移位矫正后，握前臂之拇指置于骨折远端的背侧向下按压，握腕部之手将患腕屈曲向下牵引，以矫正其向背侧移位。然后再略向尺侧牵引，同时握前臂之拇指改置于骨折远端之桡侧，用力向尺侧按捺，以矫正其向桡侧移位。此法是用于嵌入或重叠移位不严重、肌肉不发达的患者。

牵抖复位法：患者取坐位，老年患者则取平卧位，患肢外展，肘部屈曲90°，前臂中立位。助手握住患肢前臂上段，术者两手紧握手掌，两拇指并列置于骨折远端背侧，其余四指置于其腕掌部，扣紧大小鱼际，先顺势拔伸 2～3 分钟，待重叠移位完全矫正后，将前臂远段旋前，并利用牵引力，顺纵轴方向骤然猛抖，同时迅速尺偏掌屈，使之复位。此法适用于骨折线未进入关节，骨折端完整者。

提按复位法：患者取坐位或平卧位，肘关节屈曲90°，前臂中立位，第一助手持握患手拇指及其余四指，第二助手紧握患肢前臂上段，两助手行拔伸牵引，持续2～3分钟，使骨折断端的嵌入或重叠移位得以矫正，旋转移位亦应注意矫正。术者立于患肢外侧，一手握住前臂下段，将骨折近端向桡侧推挤，另一手握掌腕部将骨折远端向尺侧推挤，握手部的助手同时向患腕、向尺侧屈，以矫正骨折远端的桡侧移位。然后术者两手食、中、环三指重叠，置于近端的掌侧，向上端提，两拇指并列顶住远端的背侧，向掌侧挤按，握手部的助手同时将患腕掌屈，以矫正掌、背侧移位。待骨折移位完全矫正，腕部外形恢复正常后，术者一手拖住手腕，另一手拇指沿伸、屈肌腱由近端向远端推按，理顺肌腱，使之恢复正常位置。亦可先整复掌背侧移位，再整复桡侧移位。此法适用于老年患者，以及骨折线已进入关节，骨折粉碎者。

5.2.1.2.2 Smith 骨折操作方法：一人复位法：患者取坐位，患肢前臂旋前，手掌向下。术者一手握前臂下段，另一手握腕部，两手先沿原来移位方向拔伸牵引，待嵌入或重叠移位矫正后，握前臂之拇指置于骨折远端桡侧向尺侧按捺，同时将腕关节尺偏，以矫正其向桡侧移位。然后双手食指置于骨折近端背侧用力向下按压，拇指置于骨折远端掌侧用力向上端提，同时将患腕背伸，使之复位。

三人复位法：患者取坐位，肘关节屈曲90°，前臂中立位或旋后位。第一助手持握手指，第二助手握前臂上段，两助手拔伸牵引2～3分钟。待嵌入或重叠移位矫正后，术者用两手拇指由掌侧将骨折近端向背侧推挤，同时用食、中、环三指将骨折近端由背侧向掌侧按压，与此同时牵引手指的助手徐徐将腕关节背伸、尺偏，使之复位。

5.2.1.2.3 Barton 骨折操作方法：以掌侧缘劈裂为例，无麻醉或臂丛神经阻滞麻醉，患者坐位，伤肘屈曲90°，前臂旋后位，手掌向上，第一助手握患侧近肘部，第二助手两手分别握住患手拇指和其余4指，徐徐拔伸牵引渐渐增力，术者立于患肢外侧，双手将桡骨远端掌侧骨折块用力向背侧推挤按压，同时4指环抱骨折近端背侧向掌侧提拉，在拇指与4指之间形成捻搓力，同时嘱牵远端之助手在牵引下徐徐背伸桡腕关节，至术者手下有骨擦感，患腕外观恢复正常，局部稳定，透视证实骨折已复位，术者维持复位，远端之助手轻轻背伸、掌屈腕关节，并尺偏、桡偏活动数次，以使关节面进一步平整。

5.2.1.3 术后处理

5.2.1.3.1 Colles 骨折术后处理：分石膏固定和夹板固定两种。石膏用前后夹固定，近端从前臂中上部1/3开始，远端止于掌指关节。夹板固定者，在维持牵引下，用4块夹板超腕关节固定。在骨折远端背侧和近端掌侧分别放一平垫。在骨折远端的背桡侧尚可先放一横档纸垫，一般长6～7cm，以能包绕前臂远段的背、桡两侧面为度，宽1.5～2cm，厚约0.3cm。如放横档，则在背侧不用再放平垫。压垫放置妥当后，再放上夹板。夹板上端达前臂中、上1/3，背侧夹板和桡侧夹板的下端应超过腕关节，限制手腕的桡偏和背伸活动。掌侧夹板和尺侧夹板则不超过腕关节。将腕关节固定于轻度掌屈位，固定垫、夹板放妥后，扎上3条布带，绑带的松紧严格按照1kg重量上下移动1cm为宜。最后将前臂置中立位，腕自然尺偏位。屈肘90°悬挂胸前，每天调整绑带的松紧。

5.2.1.3.2 Smith 骨折术后处理：分石膏固定和夹板固定两种。石膏用前后夹固定，近端从前臂中上部1/3开始，远端止于掌指关节。夹板固定者，在维持牵引下，用4块夹板超腕关节固定。在骨折远端掌侧和近端背侧分别放一平垫。将腕关节固定于轻度背伸位，固定垫、夹板放妥后，扎上3条布带。余同 Colles 骨折闭合复位外固定术。

5.2.1.3.3 Barton 骨折术后处理：分石膏固定和夹板固定两种。石膏用前后夹固定，近端从前臂中上部1/3开始，远端止于掌指关节。夹板固定者，在维持牵引下，用4块夹板超腕关节固定。在骨折远端背侧放一平垫。将腕关节固定于轻度掌屈位，固定垫、夹板放妥后，扎上3条布带。余同 Colles 骨折闭合复位外固定术。

5.2.2 手法复位经皮穿针内固定疗法

5.2.2.1 适应证

适用于手法复位失败或复位后单纯外固定不稳定的闭合性骨折。

5.2.2.2 操作方法

5.2.2.2.1 Colles骨折操作方法：对于不稳定性Colles骨折，经手法整复后，维持复位后位置，在X线透视下，自桡骨茎突处穿入1~2枚直径2~2.5mm钢针，通过骨折远近端固定。下尺桡关节分离者，可横行经下尺桡关节穿入克氏针固定。因为桡骨远端骨折大部分属于关节内骨折，且骨折端周围有旋转和伸屈肌群，易使桡骨远端骨折块移位。可用骨钻从尺骨茎突上方0.5~1.0cm处穿入1枚直径2mm钢针，钢针通过尺骨皮质进入桡骨远端骨折块，必要时可以在第一枚针近端，再穿入另1枚钢针固定。针尾弯曲留于皮外。

5.2.2.2.2 Smith骨折操作方法：患者取坐位，患肢外展，肘关节屈曲90°，前臂旋前，在臂丛神经阻滞麻醉下，第一助手握持前臂上段，第二助手两手分别握持患侧的大小鱼际，顺势拔伸数分钟。术者两拇指置于骨折近端背侧，余指环抱于远端掌侧，提远端，按近端，矫正掌侧移位，然后向尺侧推挤远端，矫正桡侧移位。术者维持对位，助手取1枚直径2.5mm克氏针自桡骨茎突进入，贯穿骨折远近段，穿透桡骨对侧皮质。另取1枚克氏针自尺骨小头近端穿入，与桡骨长轴呈90°水平进针，穿透桡骨桡侧皮质，固定下尺桡关节。经X光机透视证实骨折复位及固定满意后，针尾弯曲90°，剪断留于皮外。无菌纱布包扎。

5.2.2.2.3 Barton骨折操作方法：以掌侧缘劈裂为例，术者维持复位，助手取1枚直径2.0mm克氏针自患腕掌侧横纹正中、偏桡0.5cm处，紧贴桡侧腕屈肌腱桡侧穿入皮肤（避免损伤正中神经、桡动脉），缓缓进针至触及骨质后，在矢状面上与桡骨纵轴呈60°角进针，直至穿透桡骨近折端的背侧骨皮质，另取1枚直径2~2.5mm克氏针自桡骨茎突掌侧、桡动脉搏动处桡偏约0.3cm处穿入皮肤，触及骨皮质后，在矢状面上与桡骨纵轴呈60°角进针，直至穿透桡骨近折端的背侧骨皮质，将克氏针弯曲90°，留皮外，无菌敷料包扎。背侧缘劈裂型整复手法与掌侧缘劈裂型相同，方向相反，穿针改为自桡骨远端背侧进针。

5.2.2.3 术后处理

5.2.2.3.1 Colles骨折术后处理：术后夹板或石膏外固定。6周去外固定，并将内固定钢针拔除，逐渐加强腕关节功能锻练。

5.2.2.3.2 Smith骨折术后处理：术后石膏夹或夹板固定前臂于中立、腕关节轻度背伸位。余同Colles骨折闭合穿针内固定术。

5.2.2.3.3 Barton骨折术后处理：掌侧缘劈裂骨折术后石膏夹固定腕关节于旋后、轻度掌屈位；背侧缘劈裂骨折石膏夹固定腕关节背伸、手旋前位。

5.2.3 药物治疗

5.2.3.1 中药内治

5.2.3.1.1 早期：骨折早期瘀血不去则新血不生，皮肉筋骨失去正常濡养，修复之机受到影响，治当破瘀行气，消肿止痛为法。由于气血损伤的偏重、寒热的各异、年龄及体质的强弱不同，因而在"破"法中又分以下各法。

5.2.3.1.1.1 行气活血法

主方：桃红四物汤（《医垒元戎》）加减。

常用药：桃仁、川芎、当归、赤芍、生地黄、红花、牡丹皮、制香附、延胡索。

5.2.3.1.1.2 攻下逐瘀法

主方：桃核承气汤（《伤寒论》）加减。

常用药：桃仁、桂枝、大黄、芒硝、甘草。

5.2.3.1.1.3　清热凉血法

　　主方：五味消毒饮（《医宗金鉴》）加减。

　　常用药：金银花、野菊花、蒲公英、紫花地丁、紫背天葵。

5.2.3.1.2　中期：伤损诸症经过早期治疗，肿胀消退，疼痛减轻，但瘀肿虽消而未尽，断骨虽连而未坚，其治疗以"和"法为主，具体分为和营止痛法、接骨续筋法。

5.2.3.1.2.1　和营止痛法

　　主方：和营止痛汤（《伤科补要》）加减。

　　常用药：赤芍、当归、川芎、苏木、陈皮、乳香、桃仁、川续断、乌药、没药、木通、甘草。

5.2.3.1.2.2　接骨续筋法

　　主方：续骨活血汤（《中医伤科讲义》）加减。

　　常用药：当归、赤芍、白芍、生地黄、红花、地鳖虫、骨碎补、煅自然铜、川续断、积雪草、乳香、没药。

5.2.3.1.3　后期：损伤日久，正气必虚，故后期宜采用"补"法，其可分为补气养血法、补养脾胃法、补益肝肾法。此外，由于损伤日久，瘀血凝结，肌筋粘连挛缩，复感风寒湿邪，关节酸痛，屈伸不利者颇为多见，故后期除补养法外，舒筋活络法、温通经络法也较为常用。

5.2.3.1.3.1　补气养血法

　　主方：八珍汤（《丹溪心法》）加减。

　　常用药：当归、川芎、白芍、熟地黄、人参、白术、茯苓、炙甘草。

5.2.3.1.3.2　补益肝肾法

　　主方：壮筋养血汤（《伤科补要》）加减。

　　常用药：白芍、当归、川芎、川续断、红花、生地黄、牛膝、牡丹皮、杜仲。

5.2.3.1.3.3　补养脾胃法

　　主方：补中益气汤（《内外伤辨惑论》）加减。

　　常用药：黄芪、人参、白术、炙甘草、当归、陈皮、升麻、柴胡、生姜、大枣。

5.2.3.1.3.4　舒筋活络法

　　主方：舒筋汤（《医略六书》）加减。

　　常用药：白芍、熟地黄、菊花、牡丹皮、牛膝、秦艽、白术、枸杞、玉竹。

5.2.3.1.3.5　温通经络法

　　主方：麻桂温经汤（《伤科补要》）加减。

　　常用药：麻黄、桂枝、红花、白芷、细辛、桃仁、赤芍、甘草。

　　桡骨远端骨折除按骨折三期辨证用药之外，若出现骨折迟缓愈合者，应重用接骨续伤药，如土鳖、自然铜、骨碎补之类；闭合骨折若合并神经损伤，在骨折复位夹板固定后内服药还应加入行气活血、通经活络之品，如黄芪、地龙等。

5.2.3.2　中药外治

　　应用于桡骨远端骨折的外用药主要有消瘀退肿的双柏膏、舒筋活血的舒筋活络膏、接骨续筋的驳骨散等。对于新伤瘀血积聚者可选用海桐皮汤；陈伤风湿冷痛、瘀血已初步消散者可选用上肢损伤洗方。

5.2.3.3　中成药

　　沈阳红药胶囊：适用于骨折早期气滞血瘀证。

　　伤科接骨片：适用于骨折中期骨断筋伤证。

　　接骨七厘片：适用于骨折中期骨断筋伤证。

　　红药贴膏（气雾剂）：适用于骨折后期风湿痹阻证。

5.3 手术治疗

5.3.1 适应证

非手术治疗效果不满意者；开放骨折或合并严重血管神经损伤；病理骨折；骨折畸形愈合。

5.3.2 手术方法

可选切开复位接骨板内固定术、闭合复位外固定架固定术等。

5.4 功能锻炼

小夹板外固定者，骨折复位和固定后，立即进行手指主动屈伸活动，肩、肘关节功能锻炼，随疼痛缓解，幅度逐渐加大。一般固定 1 个月后，摄 X 线片见有显著骨痂形成者，可拆除外固定，适当活动腕关节。经皮穿针内固定者，较单纯外固定，锻炼幅度可加大，时间可提前。外固定支架固定者，一般固定 1～1.5 个月后，摄 X 线片见有显著骨痂形成者，可拆除外固定支架，逐步活动腕关节。接骨板内固定，术后可立即活动腕关节、手指和肩、肘关节。负重锻炼一定要视 X 线片所示骨折愈合情况而循序渐进进行，避免固定器材断裂或失效。

三 踝 骨 折

1 范围

本《指南》规定了三踝骨折的诊断、辨证和治疗。

本《指南》适用于三踝骨折的诊断和治疗。

2 术语和定义

下列术语和定义适用于本《指南》。

三踝骨折 fracture of three ankle

三踝骨折是指内踝、外踝、后踝同时发生的骨折，多见于 Lauge－Hansen 分类中旋前外展型Ⅲ度或旋前外旋型Ⅳ度以及旋后外旋型的Ⅳ度。

3 诊断

3.1 诊断要点

3.1.1 病史

有明确扭、撞、击打或挤压伤史，受伤时足呈旋前或旋后位。

3.1.2 症状体征

伤后踝部疼痛，不能直立及行走，内踝和外踝部位均有明显肿胀，可见青紫或瘀斑，甚至出现足背及内踝处张力性水泡。查体：内踝和外踝及后踝处压痛明显，明显移位者可触及骨擦感或听到骨擦音，踝关节畸形；严重者患足呈内翻或外翻畸形，踝关节功能丧失。

3.1.3 影像检查

X 线片可见内、外、后踝均有骨折线，可为横行或斜形；可见距骨脱位，也可见胫腓骨分离。

3.2 鉴别诊断

本病主要与踝关节脱位鉴别，两者症状和体征均相似，但 X 线可鉴别有无骨折。

4 辨证

4.1 早期

伤后 1～2 周，肌肉、筋脉受损，血离经脉，瘀积不散而致局部肿胀、疼痛。

4.2 中期

伤后 2～3 周，虽损伤症状改善，瘀肿渐趋消退，疼痛减轻，但瘀阻去而未尽，疼痛减而未止。

4.3 后期

受伤 3 周后，瘀肿已消，但筋骨尚未坚实，功能尚未完全恢复，气血亏损，体质虚弱。

5 治疗

5.1 治疗原则

手法复位、固定与功能锻炼相结合，尽量恢复关节面的平整光滑，重建关节的稳定性。

5.2 非手术治疗

5.2.1 手法复位外固定疗法

适用于无移位的三踝骨折或有移位但能够复位且稳定者，按暴力作用相反的方向进行复位和固定。采用腰麻或坐骨神经阻滞麻醉，年轻体壮者也可不用麻醉。患者平卧，屈膝 90°，第一助手站于患肢外侧，用肘部套住患肢腘窝，一手抱于膝部向上牵拉。第二助手站于患肢远端，一手握足前，一手托足跟纵行牵引，并使足部略跖屈，循原来骨折移位方向徐徐牵引。牵引不可用力过猛，以防加重韧带损伤。若有旋转畸形，则先行矫正。牵引足部的助手将足内旋或外旋，并同时内翻或外翻（内踝骨折内翻、外踝骨折外翻）。骨折复位后，可用超踝关节夹板"U"型石膏或石膏靴固定踝关节于背伸90°中立位4~6周。石膏固定者，应在伤后1~2周、肿胀消退后予以更换。

5.2.2 药物治疗

5.2.2.1 中药内治

5.2.2.1.1 早期

治法：活血化瘀，消肿止痛。

主方：活血止痛汤（《伤科大成》）加减。

常用药：桃仁、红花、牛膝、当归、川芎、乳香、苏木、没药、地鳖虫、三七、赤芍、紫荆藤等。

5.2.2.1.2 中期

治法：接骨续筋。

主方：续骨活血汤（《中医伤科讲义》）加减。

常用药：地鳖虫、乳香、牛膝、没药、自然铜、骨碎补、大黄、血竭、当归、丹参、淫羊藿、泽兰、川续断等。

5.2.2.1.3 后期

治法：壮筋骨，养气血，补肝肾。

主方：壮筋养血汤（《伤科补要》）加减。

常用药：当归、川芎、白芷、川续断、杜仲、山茱萸、红花、生地黄、牛膝、牡丹皮、杜仲、白术、白芍、茯苓等。

5.2.2.2 中药外治

5.2.2.2.1 早期：治宜活血化瘀、消肿止痛，可选用消肿止痛膏等外敷。

5.2.2.2.2 中期：治宜接骨续筋、舒筋通络，可选用下肢损伤洗方等熏洗。

5.2.2.2.3 后期：治宜温经通络，可选用三色敷药、麝香壮骨膏等外敷。

5.2.2.3 中成药

伤科接骨片：适用于早中期。

接骨七厘片：适用于早中期。

沈阳红药胶囊（片）或红药贴膏（气雾剂）：适用于后期。

5.3 手术治疗

5.3.1 经皮钢针撬拨复位固定术

适用于不能手法复位的骨折。常规采用坐骨神经、股神经阻滞麻醉，消毒、铺巾。透视下：后踝骨折，选合适进针点将钢针刺入撬拨骨块使之复位，满意后再用钢针经皮固定；外踝骨折复位后，于外踝尖处穿针固定；内踝骨折，于内踝尖处穿针固定，术后用石膏托固定4~6周。

5.3.2 切开复位内固定术

适用于大多数不能闭合复位，或虽能闭合复位但不稳定者，或折端有软组织嵌类、胫骨前缘塌陷的三踝骨折。内踝较小的骨折块，可用1枚松质骨拉力螺丝钉和1枚克氏针固定，以防止旋转；对于骨折块太小或粉碎性骨折而不能用螺丝钉固定者，可用2枚克氏针及张力带钢丝固定；对于延伸至干骺端的垂直型骨折，则需采用小型半管型支撑钢板进行稳妥固定。斜形的外踝骨折，可用重建钢板或管型钢板固定；横断的外踝骨折也可用张力带固定。后踝或胫后骨折块切开复位的指征主要取决于骨折块的大小及移位程度，后踝骨折如果无移位，一般无需处理。当外踝骨折复位固定后，后踝骨折常能满意复位，且能得到较好维持，两种方法都不会发生距骨晚期向后半脱位。如果后踝骨折块累及25%~30%的负重面且有移位时，应行解剖复位及内固定。原则上先整复固定后踝，再固定外踝及内踝。切开复位内固定可在损伤后最初的12小时内进行，否则由于广泛的肿胀而延迟至伤后7~14天进行。在手术中，如果软组织过度肿胀，可延迟关闭切口或植皮。

5.4 功能锻炼

踝部骨折为关节内骨折，早期功能锻炼能促进功能恢复，且对进入关节面的骨折端有"模造塑形"的作用，故应予重视。

5.4.1 早期

单纯行夹板或石膏外固定者，鼓励患者在2周内活动足趾和踝部背伸活动。内固定者，在术后1周内应活动足趾及踝部做背伸活动。

5.4.2 中期

在保持夹板固定的情况下，逐渐加大踝关节的主动活动范围，并辅以被动活动。被动活动时，术者一手握紧内、外侧夹板，另一手握前足，只做背伸和跖屈，不做旋转或翻转活动。

5.4.3 后期

踝部应进行主动和被动活动，使其能逐渐达到正常活动范围。6周后，可下地扶拐活动；12周后，如果骨折愈合则可弃拐活动。

上述各种功能锻炼均应在患者无疼痛的条件下进行。

外 踝 骨 折

1 范围

本《指南》规定了外踝骨折的诊断、辨证和治疗。

本《指南》适用于外踝骨折的诊断和治疗。

2 术语和定义

下列术语和定义适用于本《指南》。

外踝骨折 fracture of lateral malleolus

外踝骨折系由旋后时牵拉外踝所致，多见于 Lauge – Hansen 分类中的旋后内收型、旋后外旋型。

3 诊断

3.1 诊断要点

3.1.1 病史

本病多有外伤史，受伤时足呈旋后内收或外旋位。

3.1.2 症状体征

伤后见外踝部位肿胀、疼痛、青紫或瘀斑，严重者甚至出现水泡。被动或主动足旋后时，可诱发剧痛，踝关节功能障碍。查体：外踝处压痛明显，有明显移位者可触及骨擦感或听到骨擦音，外踝处畸形严重者可呈足内翻。

3.1.3 影像检查

X 线摄片可见外踝有骨折线，多为横行。根据移位的程度可分为无移位骨折、轻度移位骨折和明显移位骨折，以及骨折伴距骨脱位。

3.2 鉴别诊断

本病主要与踝关节外侧副韧带损伤相鉴别，两者症状和体征均相似，但 X 线摄片可鉴别有无骨折。应注意内踝或三角韧带有无合并损伤，如果合并有内踝损伤或后踝骨折，则应按双踝骨折或三踝骨折处理。若只合并内侧副韧带损伤时，容易误诊，必要时行 MRI 检查。

4 辨证

4.1 早期

伤后 1~2 周，肌肉、筋脉受损，血离经脉，瘀积不散而致局部肿胀、疼痛。

4.2 中期

伤后 2~3 周，虽损伤症状改善，瘀肿渐趋消退，疼痛减轻，但瘀阻去而未尽，疼痛减而未止。

4.3 后期

受伤 3 周后，瘀肿已消，但筋骨尚未坚实，功能尚未完全恢复，气血亏损，体质虚弱。

5 治疗

5.1 治疗原则

手法复位、固定与功能锻炼相结合，尽量恢复关节面的平整光滑，重建关节的稳定性。

5.2 非手术疗法

5.2.1 手法复位外固定疗法

适用于无移位的双踝骨折或有移位但能够复位且稳定的双踝骨折。按暴力作用相反的方向进行复位和固定。一般采用腰麻或坐骨神经阻滞麻醉，年轻体壮者也可不用麻醉。患者平卧，屈膝 90°，第一助手站于患肢外侧，用肘部套住患肢腘窝，一手抱于膝部向上牵拉。第二助手站于患肢远端，一手握足前，一手托足跟纵行牵引，并使足略跖屈，循原来骨折移位方向徐徐牵引。牵引不可用力过猛，以防加重韧带损伤。如有旋转畸形，应先矫正旋转畸形。牵引足部的助手将足内旋或外旋并同时外翻。如果有向外移位者，可用两手掌在内外踝挤压，以纠正向外侧移位。骨折复位后给予夹板或石膏外固定。

5.2.2 药物治疗

5.2.2.1 中药内治

5.2.2.1.1 早期

治法：活血化瘀，消肿止痛。

主方：活血止痛汤（《伤科大成》）。

常用药：桃仁、红花、牛膝、当归、川芎、乳香、苏木、没药、地鳖虫、三七、赤芍、紫荆藤等。

5.2.2.1.2 中期

治法：接骨续筋。

主方：续骨活血汤（《中医伤科讲义》）。

常用药：地鳖虫、乳香、牛膝、没药、自然铜、骨碎补、大黄、血竭、当归、丹参、淫羊藿、泽兰、川续断等。

5.2.2.1.3 后期

治法：壮筋骨、养气血、补肝肾为主。

主方：壮筋养血汤（《伤科补要》）。

常用药：当归、川芎、白芷、川续断、杜仲、山茱萸、红花、生地黄、牛膝、牡丹皮、杜仲、白术、白芍、茯苓等。

5.2.2.2 中药外治

5.2.2.2.1 早期

治宜活血化瘀、消肿止痛，可选用消肿止痛膏等外敷。

5.2.2.2.2 中期

治宜接骨续筋、舒筋通络，可选用下肢损伤洗方熏洗。

5.2.2.2.3 后期

治宜温经通络，可选用三色敷药、麝香壮骨膏外敷。

5.2.2.3 中成药

伤科接骨片、接骨七厘片：适用于早中期。

沈阳红药胶囊（片）、红药贴膏（气雾剂）：适用于后期。

5.3 手术治疗

适用于大多数不能闭合复位或虽能闭合复位但不稳定的外踝骨折。斜形的外踝骨折可用重建钢板或管型钢板固定，横断的外踝骨折也可用张力带固定。

5.4 功能锻炼

踝部骨折为关节内骨折，早期功能锻炼有促进功能恢复的作用，且对进入关节面的骨折端有"模造塑形"的作用，故应予以重视。

5.4.1 早期

单纯行夹板或石膏外固定者，应鼓励患者在2周内活动足趾和踝部背伸活动。内固定者，应在术后1周内活动足趾及踝部背伸活动。

5.4.2 中期

在保持夹板固定的情况下，逐渐加大踝关节的主动活动范围，并辅以被动活动。被动活动时，术者一手握紧内、外侧夹板，另一手握前足，只做背伸和跖屈，不做旋转或翻转活动。

5.4.3　后期

　　踝部应进行主动和被动活动，使其能逐渐达到正常活动范围。6周后，可下地扶拐活动；12周后，如果骨折愈合则可弃拐活动。

　　上述各种功能锻炼均应在患者无疼痛的条件下进行。

———————————

腕管综合征

1 范围

本《指南》规定了腕管综合征的诊断、辨证和治疗。

本《指南》适用于腕管综合征的诊断和治疗。

2 术语和定义

下列术语及定义适用于本《指南》。

腕管综合征　carpal tunnel syndrome

腕管综合征是由于腕管内容积减少或压力增高，使正中神经在管内受压，以桡侧3～4个手指麻木、疼痛，夜间或清晨较明显，疼痛有时放射到肘，有时以拇指外展、对掌无力、动作不灵活为主要表现而形成的综合征。

3 诊断

3.1 诊断要点

3.1.1 病史

本病好发于40岁以上成年人，女性多于男性，双侧可同时受累，优势手更易受累且程度较重。

3.1.2 症状体征

本病特征性症状为拇指、食指、中指麻木、疼痛，开始为间歇性，渐呈持续性、进展性，常在夜间或清晨及劳累时加重，甩手、局部按摩或上肢悬垂于床边时症状缓解。严重者表现为鱼际肌萎缩，不能做抓、握、搓捻等动作，桡侧三指皮肤发干、发凉、色泽改变，甚至溃疡形成等。

3.1.3 特殊检查

3.1.3.1 腕叩诊试验（Tinel 征）

在腕横韧带近侧缘处，用手指叩击正中神经部位，手部的正中神经支配区出现放射性疼痛或感觉异常，即为阳性。

3.1.3.2 屈腕试验（Phalen 试验）

患者肘部置于检查台，前臂与地面保持垂直，自由垂腕，40秒后症状加重者，即为阳性。

3.1.3.3 前臂正中神经加压试验

屈腕后再强力屈拇指、食指、中指或屈腕时拇指用力压食、中指尖，症状加重即为阳性。

此外，还有震动觉检查、止血带试验、茚三酮出汗试验等均可协助诊断。

3.1.4 影像检查

常规X线摄片可对腕管的外伤骨折提供诊断依据；造影检查对本病的诊断阳性率达100%，但属有创检查，目前报道较少；MRI检查可明确正中神经受压变性的程度，其诊断正确率几为100%；超声检查与MRI有很好的一致性，且操作简便，价格便宜，早期诊断的应用价值大。

3.1.5 电生理检查

对于本病的诊断、鉴别诊断、手术适应证的确定，以及治疗效果的评价均有重要价值，是目前最常用的检测方法。

3.2 鉴别诊断

3.2.1 颈肋

可有手部发麻或疼痛，但不限于正中神经区，患手尺侧较多；患者往往伴有血管症状，如手指发冷、紫绀，桡动脉搏动较另一侧减弱；X线示有颈肋等可资鉴别。

3.2.2 颈椎病与颈椎间盘突出症

由于神经根受压引起的麻木区不单在手指，前臂也有感觉减退区。运动、腱反射也出现某一神经根受压的变化，但屈腕试验与腕叩诊试验（Tinel 征）为阴性。

3.2.3 多发性神经炎

常是双侧发病，不限于正中神经，尺、桡神经也受累，呈手套状之感觉麻木区。

3.2.4 脊髓肿瘤

压迫第六、七颈神经根时，其症状为进行性加重，并且腕以上至颈、肩等处也有症状。

4 辨证

4.1 早期

气血瘀滞，经脉不畅。表现为拇、食、中指麻木，刺痛，感觉异常。

4.2 中期

气血不足，肢体筋肉失养。表现为鱼际肌萎缩，不能做抓、握、搓、捻等动作。

4.3 后期

气血不足，肝肾亏虚。表现为桡侧三指皮肤发干、发凉、色泽改变，甚至溃疡形成。

5 治疗

5.1 治疗原则

治疗分非手术治疗和手术治疗，其治疗的目的是对卡压的正中神经实施有效方法，以解除压迫。急性期患者可做必要的急诊手术减压；慢性期患者宜先非手术治疗，若治疗不理想或病情进行性加重时，则手术治疗。同时根据中医骨伤科三期辨证施治，内服及外用中药治疗。

5.2 非手术治疗

5.2.1 手法治疗

手法治疗很多，目的是提高软组织的耐力，改善肌萎缩，减轻局部压力，促进局部血液循环，达到舒筋活络、消肿止痛的效果。

5.2.1.1 推揉疏通法

术者在患者前臂屈侧面用多指或鱼际由上向下推揉，将经络疏通；再用双手拇指沿患者前臂上端即正中神经走向区由腕部从上向下进行叠揉。

5.2.1.2 按揉舒筋法

术者用拇指按摩患者的内关、曲泽、大陵、合谷、阳池等穴数次，再从上至下按摩前臂内侧，并在痛点处重点按摩 3～5 次。

5.2.1.3 拇指提拔法

术者用拇指在患者腕部主要痛点进行反复提拔，即摇晃和拔离约3分钟以上。此法对正中神经具有通达作用，可促使腕管深部的修复。

5.2.1.4 温经活血、快速多指松散法

术者用擦法或热敷局部达到温经活血目的；然后拔伸捻动指间关节；再于患者前臂上端向腕部进行多指松散拿捏，以达到理筋活血、通利关节的功效。

5.2.2 药物治疗

中药内服外用主要在辨证基础上应用，治疗注重以通为用。

5.2.2.1 早期

治法：活血通络。

主方：舒筋活血汤（《伤科补要》）加减。

常用药：羌活、防风、荆芥、独活、当归、续断、青皮、牛膝、五加皮、杜仲、红花、枳壳。

5.2.2.2 中期

治法：益气活血通络。

主方：黄芪桂枝五物汤（《金匮要略》）加减。

常用药：黄芪、芍药、桂枝 生姜、大枣。

5.2.2.3 后期

治法：调养气血，温经通络，补益肝肾。

主方：当归四逆汤（《伤寒论》）加减。

常用药：当归、桂枝、芍药、细辛、甘草、通草、大枣。

5.2.3 针灸治疗

针灸治疗主要在辨证基础上应用，通过针刺可改善局部供血，从而有效降低腕管内压，解除正中神经压迫，减轻神经水肿，改善其营养，促进功能恢复。常取阳溪、外关、合谷、劳宫等穴，得气后留针 15 分钟，隔日 1 次，也可根据病情变化增减。

5.2.4 固定治疗

外固定支具将腕关节固定于旋转中立位，此时腕管内压力最低，观察 1～2 周。如果症状缓解，可解除固定。支具佩戴时间一般不超过 2 周，否则可影响手功能。

5.2.5 封闭治疗

封闭疗法可促进腕部肿胀的消散和吸收，加速血液循环，改善营养状况，防止软组织粘连、纤维化和骨化；消除或减轻腕部的炎症及疼痛，防止痉挛，有利于功能恢复；消除原发病灶的疼痛刺激，防止其病理反应的发生。

一般选用甲基泼尼松龙、曲安奈德、当归注射液等。用 6 号针头于第一掌横纹处以 45°角从掌长肌腱的内侧平行进针；若进针后有触电感或注药时阻力过大，应稍退针或转换角度，以免将药物注入正中神经内。7 天未愈，可加注 1 次，最多可加注 3 次。

操作时应注意保证药物注入腕管，避免注入正中神经；注射完毕后应活动手指和腕关节，使药物均匀扩散，更好地发挥药物作用；腕管综合征若合并肿瘤、结核、血管瘤、骨性压迫、妊娠、糖尿病、青光眼或活动性胃溃疡者，禁忌使用。

5.3 手术治疗

适用于非手术治疗无效或复发者；症状重，尤其是电生理检查明显异常者；鱼际肌有萎缩者；正中神经分布区有明显感觉减退者。

5.3.1 腕管切开松解减压术

在腕横韧带切开或部分切除同时行神经松解：①正中神经单纯受压时，仅行神经外松解；②外膜或束膜明显增厚者，必须同时行神经外、内松解；③屈肌腱周围滑膜增厚或肥大者，应做滑膜切除。

5.3.2 内镜松解减压术

患者更乐意接受这项新技术，适用于特发性病例。其缺点是腕横韧带松解不完全、血管神经损伤、术前症状持续及复发等。

5.4 功能锻炼

疼痛减轻时，应加强练习各指的伸屈活动；练习腕伸屈及前臂旋转活动，防止废用性肌萎缩及粘连；术后及早开始功能锻炼。

腕舟骨骨折

1 范围

本《指南》规定了腕舟骨骨折的诊断、辨证和治疗。

本《指南》适用于腕舟骨骨折的诊断和治疗。

2 术语和定义

下列术语和定义适用于本《指南》。

腕舟骨骨折 scaphoid fracture

腕舟骨骨折是指发生在腕舟骨的骨折，是最常见的腕骨骨折，约占腕骨骨折的71.2%，尤其多见于青壮年，儿童罕见。其延迟愈合率、不愈合率和缺血坏死率远远高于其他腕骨，常引发创伤性关节炎，导致腕关节运动功能障碍。

3 诊断

3.1 诊断要点

3.1.1 病史

跌倒时，手掌着地，腕关节强度桡偏、背伸，暴力向上传导，舟骨被锐利的桡骨关节面背侧缘或茎突缘切断。

3.1.2 症状体征

腕部疼痛，背伸腕部时疼痛加重，活动受限，鼻咽窝处肿胀，并有明显压痛，纵向挤压拇指可诱发疼痛。

3.1.3 影像检查

3.1.3.1 X线摄片检查

摄舟骨位、腕标准正位、腕标准侧位和腕后前斜位片。无移位舟骨骨折，斜位片易看出腰部骨折线。如骨折有移位，正位片即可看出，侧位片呈台阶样，同时其桡侧的脂肪影消失。蝶形位（舟骨位）片更易显示骨折线。临床高度怀疑有舟骨骨折时，如X线片仍未能显示骨折线者，可先按骨折处理，待2周后重新进行X线检查。

3.1.3.2 其他影像检查

必要时行CT、MRI检查。

3.2 分类

3.2.1 按骨折部位分类

3.2.1.1 舟骨结节骨折

占腕舟骨骨折的10%～15%，舟骨结节部为关节囊及韧带附着处，血供丰富，愈合快。

3.2.1.2 近侧1/3骨折

占腕舟骨骨折的10%～15%，舟骨近端几乎无血管进入，骨折后自舟骨远侧的血供断绝，常见骨折不愈合或近端缺血坏死。

3.2.1.3 腰部骨折

为最常见损伤类型，约占腕舟骨骨折的70%。由于进入舟骨血管分布的差异，故其愈合时间差异较大。此型骨折所受剪力较大，约有30%发生骨折不愈合。

3.2.1.4 远侧1/3骨折

舟骨远端血循环较好，多能愈合，但时间稍长。

3.2.2 按骨折稳定程度分类

3.2.2.1 稳定骨折

无移位或仅侧方移位，但幅度小于1mm的骨折。

3.2.2.2 不稳定骨折

侧方移位超过1mm，有背向或桡向成角移位，伴发中间体背伸不稳定或腕骨脱位。此型骨折多需手术治疗。

3.3 鉴别诊断

3.3.1 腕部扭挫伤

腕部有急性扭伤或慢性劳损病史，伤后腕部疼痛、无力，腕关节周围压痛，活动则疼痛加重，牵拉痛阳性，腕关节屈伸及侧屈活动受限，重者可见侧方异常活动。X线检查可明确诊断。

3.3.2 腕月骨脱位

有明显的腕背伸手掌着地外伤史，腕关节各方向活动均受限。腕关节呈屈曲位，中指不能完全伸直，五指完全分开。若脱位的月骨压迫正中神经时，则拇、食、中指感觉障碍与屈伸受限。X线正位片示月骨由正常的四方形变成三角形，凸面转向头状骨；侧位片示月骨移位于腕关节掌侧，其凹形关节面与头状骨分离转向掌侧，头状骨可轻度向近侧位移至月骨的背侧。

4 辨证

4.1 早期

伤后1~2周，肌肉、筋脉受损，血离经脉，瘀积不散而致局部肿胀、疼痛。

4.2 中期

伤后2~3周，虽损伤症状改善，瘀肿渐趋消退，疼痛减轻，但瘀阻去而未尽，疼痛减而未止。

4.3 后期

受伤3周后，瘀肿已消，但筋骨尚未坚实，功能尚未完全恢复，气血亏损，体质虚弱。

5 治疗

5.1 治疗原则

舟骨骨折后很少移位，不需复位。通常情况下，新鲜和一部分陈旧性腕舟骨骨折应以非手术治疗为首选，根据辨证分型，采用可靠的外固定法，可达90%以上的愈合率。骨折如有移位，闭合方法获得复位后，用外固定维持复位有困难者，考虑其缺血坏死率高，许多学者主张切开复位内固定。

5.2 非手术疗法

5.2.1 手法复位外固定疗法

5.2.1.1 复位方法

无移位的舟骨骨折无需整复。有移位的舟骨骨折整复时，将患腕保持中立位，拇指向上。术者一手握住手背轻度牵引并尺偏腕关节，一手拇指在鼻咽窝部向尺侧按压舟骨结节，即可复位。在复位过程中，常可感到细小的骨擦音，表明骨折端已相互嵌合。再以拇指在鼻咽窝周围行揉、摩等手法，以理顺筋络。

5.2.1.2 固定方法

5.2.1.2.1 闭合复位石膏外固定：适用于新鲜的稳定性骨折。若舟骨结节骨折为关节外骨折，应予前臂管型石膏固定6周；关节内稳定骨折，先予长臂管型石膏固定6周后，改成前臂管型石膏固定；远侧1/3及腰部骨折固定10~12周多可愈合，近侧1/3骨折则要固定12~20周。

5.2.1.2.2 闭合复位经皮穿针固定加石膏外固定：适用于新鲜的不稳定性骨折。若手法闭合复位成功后，经皮应用1.0~1.2mm克氏针由结节部沿舟骨长轴固定，术后长管型石膏固定6周后，改成前臂管型石膏固定。

5.2.2 药物治疗

5.2.2.1 中药内治

5.2.2.1.1 早期

治法：活血化瘀，消肿止痛。

主方：桃红四物汤（《医垒元戎》）加减。

常用药：当归、川芎、白芍、生地黄、桃仁、红花、枳壳、香附、延胡索。

5.2.2.1.2 中期

治法：舒筋活络，接骨续筋。

主方：舒筋活血汤（《医略六书》）加减。

常用药：羌活、防风、荆芥、独活、当归、川续断、青皮、牛膝、五加皮、杜仲、红花、枳壳。

5.2.2.1.3 晚期

治法：补养气血，健脾益胃。

主方：八珍汤（《丹溪心法》）加减。

常用药：党参、白术、茯苓、炙甘草、川芎、当归、熟地黄、白芍、生姜、大枣。

5.2.2.2 中成药

伤科接骨片、接骨七厘片：适用于早、中期。

沈阳红药胶囊（片）、红药贴膏（气雾剂）：适用于晚期。

5.3 手术治疗

适用于明显移位性舟骨骨折及腕关节失稳；骨折后经非手术治疗3~6个月无愈合迹象或缺血性坏死者；有症状或伤后3~4个月未治疗，仍有明显症状者。

5.3.1 加压螺丝钉固定术

适用于有明显移位的新鲜骨折及骨折不愈合者。

5.3.2 植骨术或（和）桡骨茎突切除术

适用于舟骨骨折延迟愈合或不愈合，但无明显坏死征象。骨折明显桡侧移位，妨碍桡偏活动者。

5.3.3 关节成形术

适用于年龄较大，舟骨骨折不愈合或缺血性坏死，且有创伤性关节炎者。

5.3.4 关节融合术

适用于舟骨坏死，已形成创伤性关节炎者。

5.3.5 带血供骨块植入

主要适用于舟骨骨折不愈合和缺血性坏死。

5.4 功能锻炼

5.4.1 早期

做肩、肘关节活动，屈伸范围不限；亦可做手指屈伸活动，但禁忌做腕关节的桡偏动作。

5.4.2 中期

以主动屈伸手指的握拳活动为主。

5.4.3 后期

去除固定后，可做握拳及腕部的主动屈伸及前臂旋转活动。

膝关节半月板损伤

1 范围

本《指南》规定了膝关节半月板的诊断、辨证和治疗。

本《指南》适用于膝关节半月板的诊断和治疗。

2 术语和定义

下列术语和定义适用于本《指南》。

膝关节半月板损伤 meniscus injury of knee joint

膝关节半月板损伤是指一次性暴力外伤或在自然老化基础上轻微外力所致半月板的完整和连续性受到破坏。

3 诊断

3.1 诊断要点

3.1.1 病史

患者多有膝关节突然旋转扭伤或跳起落地时的扭伤史，或长期蹲位工作史。

3.1.2 症状体征

3.1.2.1 疼痛

常在关节间隙位置上有较固定的疼痛点，活动膝关节或可引出弹响并伴疼痛，或有打软腿，或有过伸痛或过屈痛。

3.1.2.2 交锁

少数患者于活动时发生屈伸受限，经按摩或旋转、摇摆关节后方能恢复关节活动，称为关节交锁。可见股四头肌萎缩，以股内侧肌明显。

3.1.2.3 压痛部位

压痛的部位一般为病变部位，对半月板损伤的诊断及确定其损伤部位均有重要意义。检查时，将膝置于半屈曲位，在膝关节内侧和外侧间隙，沿胫骨髁的上缘（即半月板的边缘部），用拇指由前往后逐点按压，在半月板损伤处有固定压痛。如按压同时，将膝被动屈伸或内外旋转小腿，疼痛更为显著，有时还可触及异常活动的半月板。

3.1.3 特殊检查

3.1.3.1 麦氏（McMurray）试验（回旋挤压试验）

患者仰卧，检查者一手握小腿踝部，另一手扶住膝部将髋与膝尽量屈曲，然后使小腿外展、外旋，或外展、内旋，或内收、内旋，或内收、外旋，逐渐伸直。出现疼痛或响声者即为阳性，并根据疼痛和响声部位确定损伤部位。

3.1.3.2 过伸或过屈试验

将膝关节强力被动过伸或过屈，如半月板前部损伤，过伸可引起疼痛；如半月板后部损伤，过屈可引起疼痛。

3.1.3.3 侧压试验

膝伸直位，强力被动内收或外展膝部，如有半月板损伤，则患侧关节间隙处因受挤压引起疼痛。

3.1.3.4 重力试验

患者取侧卧位，抬起下肢做膝关节主动屈伸活动，患侧关节间隙向下时，因损伤的半月板受挤压而引起疼痛；反之，患侧关节间隙向上时，则无疼痛。

3.1.3.5 研磨试验

患者取俯卧位，膝关节屈曲，检查者双手握住踝部将小腿下压同时作内外旋活动，损伤的半月板因受挤压和研磨而引起疼痛；反之，如将小腿向上提再作内外旋活动，则无疼痛。

3.1.4 影像检查

CT对该病诊断有一定价值，但敏感性和准确性不如造影和MRI。核磁共振可以显示半月板的内部实质结构，是目前诊断价值最高的影像学检查方法，现已广泛应用。

3.1.5 关节镜检查

关节镜可以动态地检查半月板的质地、稳定程度、损伤范围等。还可观察半月板破裂区的血循环，是最理想的检查及治疗手段。可对半月板损伤的部位、形态、性质进行综合判断。

3.2 分类

3.2.1 按半月板破裂形态分类

具体分为纵行撕裂型、水平撕裂型、斜形撕裂型、放射状撕裂型、其他型（包括复合撕裂、半月板退变性撕裂）等五型。

3.2.2 磁共振评估按Stoller分级

Ⅰ级信号表现为不定形或球形的高信号影；Ⅱ级信号表现为线性的高信号影，二者均不延伸至关节面；Ⅲ级信号为线状或弥漫性高信号影并延伸至关节面，即半月板撕裂。为了减少假阳性率，必须在冠状面和矢状面上均见到延伸至半月板表面的高信号影时，才可诊断撕裂。

3.3 鉴别诊断

3.3.1 骨软骨损伤

有关节积血，应警惕骨软骨损伤。如抽吸的关节液中有大油滴时，则疑有软骨骨折。X线片及CT可显示较大块的软骨骨折；MRI可提示小的骨块，骨挫伤时则可见水肿带。

3.3.2 关节游离体

有反复交锁症状，但疼痛部位经常变换，X-ray片可显示较大的游离体。MRI显示半月板形态完好，有游离体存在。

4 辨证

4.1 瘀血留滞证

伤后膝关节肿胀严重，疼痛剧烈，皮下瘀斑，膝关节松弛，屈伸活动障碍。

4.2 筋脉失养证

伤后迁延，肿胀未消，膝部酸痛，喜揉按，肌肉萎缩，膝软无力，舌淡少苔，脉细。

5 治疗

5.1 治疗原则

早期诊治，可减少其反复损伤，是治疗的关键。急性损伤后，患肢冰敷止血、制动、对症治疗，并尽快进行MRI检查确诊。对于白区损伤，建议切除；红区及红白区的损伤，尽量缝合修补。若为复杂裂及陈旧半月板损伤时，建议修整或者切除。红区的无移位损伤，建议非手术治疗。经非手术治疗无效者，可在关节镜下行半月板修补、撕裂块或半月板切除。

5.2 非手术治疗

5.2.1 整复及固定

5.2.1.1 整复方法

患者仰卧，患膝抬起，助手扶持并固定患侧大腿。术者一手握其踝部牵引，同时作旋转、晃动、伸膝动作；另一手拇指按压在患膝的关节间隙疼痛处，同时向内按压，使膝呈伸直位，活动恢复，即为解锁，解锁后症状多可消除。

5.2.1.2 固定方法

半月板损伤属于边缘型小撕裂，可固定膝关节于伸直位6周。3~6个月内不能跑、蹲或其他剧烈活动。

5.2.2 药物治疗

5.2.2.1 中药内治

5.2.2.1.1 瘀血留滞证

治法：活血化瘀，消肿止痛。

方药：桃红四物汤（《医垒元戎》）加减。

常用药：桃仁、红药、赤芍、生地黄、当归、川芎等。

5.2.2.1.2 筋脉失养证

治法：养血壮筋，通利筋络。

方药：壮筋养血汤（《伤科补要》）加减。

常用药：当归、白芍、川芎、川续断、红花、生地黄、牛膝、牡丹皮、杜仲等。

5.2.2.2 中药外治

早期可选双柏膏或四黄散等外敷，以活血消肿止痛；中、后期外用下肢损伤洗方熏洗，以利关节功能的恢复。

5.2.2.3 中成药

红药贴膏（气雾剂）：适用于气滞血瘀证。

骨增生胶囊：适用于筋脉失养证。

复方南星止痛膏：适用于久病风湿浸淫证。

5.2.3 针刺治疗

主穴：阳陵泉、曲泉、犊鼻、内膝眼。配穴：悬钟、侠溪、行间、膝关、梁丘、足三里等。直刺2寸，令患者局部有酸麻胀感，每日2次。

5.2.4 离子导入

将生川乌、生草乌、白芷、桂枝、红花炒至微黄，用纯正米酒浸泡，过滤取汁后，置于消毒瓶中备用。取无菌纱垫浸泡药汁，敷患处3分钟，电极板置于药垫上，阳极板放在肿胀严重处或压痛明显处，阴极板置于对侧，接通离子导入机，电流强度 8~10mA。每天治疗1次，每次30分钟。

5.3 手术治疗

5.3.1 半月板修复术

当红区及红白区撕裂时，妥善缝合则愈合的几率较大。缝合方式有直褥式、横褥式、叠式、桑椹式。修复方式有开放式及镜下全内式、自内而外式和自外而内式。每针间隔 3~4mm。术后固定膝关节近乎完全伸直位 4~6 周。3~6 个月内禁止剧烈活动。术中注意保护隐神经、腘部血管。

5.3.2 半月板切除术

白区损伤或者陈旧性混合型等在无条件修复的情况下，可做半月板部分切除术。术中根据断裂方向决定切除方式，尽量修成一个内缘圆滑的半月板。当严重破裂无法保留时，行全切除术。术后无需固定。

5.4 功能锻炼

在固定期间，应积极进行股四头肌静力等长锻炼，解除固定后行膝关节屈伸活动锻炼，后期行膝等长、等张锻炼。

膝关节侧副韧带损伤

1 范围

本《指南》规定了膝关节侧副韧带损伤的诊断、辨证和治疗。

本《指南》适用于膝关节侧副韧带损伤的诊断和治疗。

2 术语和定义

下列术语和定义适用于本《指南》。

膝关节侧副韧带损伤　collateral ligament injury of knee joint

由于外伤包括直接暴力或间接暴力导致膝关节内侧、外侧副韧带的损伤。主要表现为膝关节疼痛、肿胀、屈伸不利等症状。

3 诊断

3.1 诊断要点

3.1.1 病史

患者多有膝关节突然旋转扭伤史。

3.1.2 症状体征

3.1.2.1 膝关节内侧副韧带损伤

常有膝关节内侧疼痛、肿胀，小腿外翻时加重；如小部分撕裂，则疼痛、肿胀、瘀斑和功能受限不明显；而完全断裂则可见膝关节内侧肿痛、瘀斑明显，外翻疼痛伴膝关节失稳，关节功能受限严重。

3.1.2.2 膝关节外侧副韧带损伤

常发生于止点处，多伴有腓骨小头撕脱骨折。膝外侧局限性疼痛明显，局部可有肿胀、压痛，关节功能受限。

3.1.3 特殊检查

3.1.3.1 外展（外翻）应力试验

患者仰卧，以检查左膝为例。术者站于患者左侧，先检查对侧正常的肢体以确定患者韧带正常紧张度。外展肢体使其离开检查台边缘，屈膝近30°。右手放在膝关节的外侧面，左手托住踝部，施加外翻应力，观察膝关节屈曲至30°时的稳定性。再将膝置于完全伸直位，同样施加外翻应力。检查时用力均匀、柔和，以免造成疼痛，也可防止韧带损伤加重。

3.1.3.2 内收（内翻）应力试验

患者仰卧于检查台上，以检查左膝为例。术者站于患者左侧，先检查对侧正常的肢体以确定患者韧带正常紧张度。检查时，左手放置于膝关节内侧，右手托住踝关节并用力内收，以感觉外侧副韧带的松紧程度。

3.1.4 影像检查

3.1.4.1 X线检查

一般情况下，X线片未见异常征象，应行应力位片检查。如伴有撕脱性骨折时，X线平片可以显示因韧带牵拉而造成撕脱骨折块。内外翻应力位像在伸膝0°位摄片时，可以观察关节间隙的变化，需与健侧对比。

3.1.4.2 MRI检查

MRI是无创性的有效检查方法，可通过观察韧带的形状、信号，以及连续性的变化而进行诊断和鉴别诊断。

3.2 分类

参考美国医学会运动医学委员会出版的《运动损伤的标准命名法》（Standard Nomenclature of Athletic Injuries），将韧带损伤按严重程度分为三度：Ⅰ度损伤：有少量韧带纤维的撕裂，伴局部压痛，但无关节失稳；Ⅱ度损伤：有更多韧带纤维的断裂，伴有功能丧失和关节反应，并有轻到中度的关节失稳；Ⅲ度损伤：为韧带的完全破裂，并因此产生显著的关节失稳。Ⅰ度、Ⅱ度和Ⅲ度损伤分别被称为轻、中和重度损伤。

3.3 鉴别诊断

3.3.1 膝关节半月板损伤

膝关节半月板损伤和侧副韧带损伤在受伤姿势及早期临床表现基本相同，两者容易混淆或者同时损伤，应注意鉴别诊断。半月板受伤早期均可伴有侧翻应力时疼痛，但应力方向与发生疼痛部位与侧副韧带不同，并且关节无明显松动。急性期过后，膝关节半月板损伤出现负重时疼痛，活动伴弹响、交锁；而侧副韧带损伤则表现在行走、负重时失稳，内、外翻试验为阳性。膝关节磁共振可以明确鉴别。

3.3.2 膝关节交叉韧带损伤

膝关节交叉韧带损伤时，也表现为关节肿痛、松动、活动受限。但交叉韧带受伤后，膝关节局部无压痛、瘀斑，抽屉试验及 Lachman 试验为阳性；而侧副韧带损伤，可出现肿胀、瘀斑、局部压痛明显，内、外翻应力试验为阳性。膝关节磁共振可以明确鉴别。

3.3.3 腓总神经损伤

如果有足下垂及小腿外侧皮肤浅感觉减退或消失时，说明有腓总神经损伤。

4 辨证

4.1 瘀血留滞证

损伤早期，伤后膝关节肿胀严重，疼痛剧烈，皮下瘀斑，局部压痛明显，膝关节松弛，屈伸活动障碍。

4.2 湿阻筋络证

伤后日久，或已经治疗，但关节仍有反复肿胀，时轻时重，重坠酸胀，屈伸不利，每遇阴雨天或轻微损伤而复发或加重，但以肿胀为明显，关节有积液，而疼痛已轻，舌淡胖，苔白滑，脉滑。

4.3 筋脉失养证

伤后迁延，肿胀减轻，膝部仍有酸痛，活动受限，喜揉按，肌肉萎缩，膝软无力。

5 治疗

5.1 治疗原则

视不同损伤选择相应的治疗方法。对于Ⅰ度、Ⅱ度损伤者，应早期支架制动或石膏托固定3周，结合药物治疗及功能锻炼。对于Ⅲ度损伤者，建议手术治疗；同时关节镜探查关节内是否合并损伤，同时探查是否合并腓总神经损伤。

5.2 非手术治疗

5.2.1 固定制动

Ⅰ度、Ⅱ度损伤早期限制活动2～3周，有利于消除肿痛，促进愈合。损伤12小时以内，可用冰敷。Ⅲ度损伤术后需用支架或石膏固定4～6周。如果没有条件手术，建议伸直位石膏固定4～6周。

5.2.2 药物治疗

5.2.2.1 中药内治

5.2.2.1.1 瘀血留滞证

治法：活血化瘀，消肿止痛。

主方：桃红四物汤（《医垒元戎》）加减。

常用药：桃仁、红花、赤芍、生地黄、当归、川芎等。

5.2.2.1.2 湿阻筋络证

治法：祛湿除风，舒筋通络。

主方：薏苡仁汤（《奇效良方》）加减。

常用药：薏苡仁、瓜蒌仁、牡丹皮、桃仁、白芍等。

5.2.2.1.3 筋脉失养证

治法：养血壮筋，通利筋络。

主方：壮筋养血汤（《伤科补要》）加减。

常用药：当归、白芍、川芎、川续断、红花、生地黄、牛膝、牡丹皮、杜仲等。

5.2.2.2 中药外治

早期局部瘀肿明显，可予活血化瘀药物外敷；中、后期关节屈伸不利，可予通筋活络中药煎水外洗。

5.2.2.3 中成药

抗骨增生胶囊：适用于筋脉失养证。

复方南星止痛膏：适用于湿阻筋络证。

红药贴膏（气雾剂）外贴：适用于瘀血阻滞证。

5.2.3 手法按摩治疗

5.2.3.1 体位

患者仰卧，伤肢微屈稍外旋，用一薄枕垫于腘窝处。

5.2.3.2 点按止痛

先以痛为腧，再根据内外侧副韧带损伤情况选取穴位。内侧副韧带损伤，可加用血海、阴陵泉、三阴交；外侧副韧带损伤，可加用阳陵泉、足三里、膝阳关。

5.2.3.3 按、揉、摩、擦以散瘀

根据患者病程长短及扭伤情况决定手法的轻重。病程短者，局部肿痛重者手法轻柔，在患处进行按揉，并配以摩擦手法，以达到活血化瘀、消肿的目的，随着病情好转，可逐步加大手法的力量；病程长，局部肿痛轻者，手法适当重一些。

5.2.3.4 弹拨理筋

用拇指在患处作与纤维垂直方向的轻轻弹拨，然后再顺纤维走向摩擦、按压，以防止粘连或促进粘连分离，促进损伤恢复。

5.2.4 平衡针治疗

以一步到位针刺手法，用3寸毫针，交叉选取膝痛穴，直刺2寸，令患者局部有酸麻胀感或向腕关节背侧放射，每日2次。

5.3 手术治疗

适用于受伤早期未进行良好的固定治疗，至后期出现关节松动者。对完全断裂者，建议早期手术治疗。

5.4 功能锻炼

在伤后各期均需注意股四头肌的锻炼。早期以踝关节背伸及环转、直腿抬高为主，后期可进行单足站立、蹲马步等锻炼。同时进行屈伸功能锻炼，按固定及术后要求进行锻炼，必要时需在麻醉下协助进行屈伸锻炼。

膝关节滑膜皱襞综合征

1 范围

本《指南》规定了膝关节滑膜皱襞综合征的诊断、辨证和治疗。

本《指南》适用于膝关节滑膜皱襞综合征的诊断和治疗。

2 术语和定义

下列术语和定义适用于本《指南》。

膝关节滑膜皱襞综合征　synovial plica syndrome of knee joint

膝关节滑膜皱襞综合征是指膝关节滑膜皱襞反复受到损伤或刺激，继而变性、增生，引起的一系列膝关节不稳、弹响、疼痛等膝关节内病变。

3 诊断

3.1 诊断要点

3.1.1 症状体征

滑膜皱襞由于轻度外伤、慢性刺激、瘢痕化等原因而发生肥大或增厚，运动或劳动后可出现症状，特别是内侧皱襞。主要表现为髌内侧疼痛、打软腿、假性交锁及关节内弹响，下蹲和上下楼梯时较剧烈，关节活动常引起低沉的弹响声。可有股四头肌萎缩，体征是股骨内髁前方常有压痛，有时可触及痛性条索或滑膜皱襞跳越股骨内髁和一闪而过的髌骨抖动，有髌骨摩擦感。屈膝时疼痛弧20°～60°。

3.1.2 影像检查

X线检查常无阳性表现。采用髌骨轴位、关节内旋 20°内侧切线位、关节屈曲和伸直80°～90°侧位，关节腔空气造影可见滑膜皱襞。

3.1.3 关节镜检查

镜下可见滑膜皱襞增厚、颜色苍白、弹性较差。

3.2 鉴别诊断

3.2.1 髌骨软化症或髌股关节骨关节病

通常表现为膝前痛，上下楼痛，蹲起时痛，髌骨研磨试验阳性，髌骨压痛明显，可以有髌内侧痛，但体检时不会有痛性条索或压迫股内髁，膝关节屈伸试验亦呈阴性。

3.2.2 内侧半月板损伤交锁

常发生于立位，并且要解除解锁，患者常需反方向多次运动；压痛点均在内侧膝眼和内侧关节间隙。其位置在医生仔细检查时能够明确；当膝内侧压痛时，麦氏征于外侧不呈阳性。

3.2.3 关节内游离体

膝痛通常为发作性。一些患者在出现交锁的同时，在膝关节表面可触及"肿物"，而缓解期无任何表现。体检时可以在髌内侧发现压痛，但不同时间反复做压迫股内髁膝关节屈伸试验，可发现病变并不固定于髌内侧。

4 辨证

4.1 瘀血留滞证

一般有较严重外伤史。关节肿胀疼痛明显，广泛瘀斑，压痛较甚，膝关节活动明显受限，浮髌试验阳性。舌暗红或有瘀斑，脉弦有力。

4.2 气虚湿阻证

损伤日久或反复长期劳损。关节局限性肿胀压痛，呈反复性，每因劳累后加重，面白无华，纳呆。舌淡胖，边有齿痕，苔白滑或腻，脉细无力或濡。

4.3 湿热壅盛证

有感染病灶如膝部挫裂伤、扁桃体炎等。关节红肿灼热，疼痛较剧，膝关节活动一般正常，伴发热，口渴。舌红苔黄，脉数。

5 治疗

5.1 治疗原则

膝关节滑膜皱襞综合征的中医治疗以活血散瘀，健脾益气，利湿化浊为主要治则。早期发现的滑膜皱襞综合征，可先行非手术治疗。尤其是年轻而运动多的患者，停止运动并按照滑膜炎进行治疗后往往可以痊愈。但因其滑膜皱襞仍存在，一旦再做大运动量活动后，仍有可能再出现症状。对已增厚且失去弹性的皱襞，症状持续较长时间者，则应行全滑膜皱襞切除术。

5.2 非手术治疗

5.2.1 药物治疗

5.2.1.1 中药内治

5.2.1.1.1 瘀血留滞证

治法：消肿散瘀，活血止痛。

主方：活血祛瘀汤（《中医伤科学》）。

常用药：当归、红花、土鳖虫、煅自然铜、狗脊、骨碎补、没药、乳香、路路通、桃仁、三七粉。

5.2.1.1.2 气虚湿阻证

治法：健脾益气，祛瘀利湿。

主方：健脾除湿汤（《中医杂志》）。

常用药：炒苍术、炒白术、薏苡仁、茯苓、陈皮、汉防己、五加皮、防风、羌活、独活、生甘草、生姜、大枣。

5.2.1.1.3 湿热壅盛证

治法：清利湿热。

主方：四妙丸（《成方便读》）。

常用药：苍术、黄柏、牛膝、薏苡仁。

5.2.1.2 中药外治

可选用下肢损伤洗方，煎水熏洗患肢。

5.2.1.3 中成药

抗骨增生胶囊：适用于筋脉失养证。

复方南星止痛膏：适用于湿阻筋络证。

红药贴膏（气雾剂）外贴：适用于瘀血阻滞证。

5.2.1.4 药物封闭

如能触及增厚的条索状物，可用2%利多卡因2ml加德宝松1ml局部注射。每周可重复注射1次，3次为一疗程。

5.3 手术治疗

症状明显，反复发作者，可行关节镜下滑膜皱襞切除术。在关节镜观察下，用电刨消除内侧皱襞及外周受累的滑膜，亦可做前内侧切口，切除髌内侧嵌入的滑膜皱襞，疗效多满意。

5.4 功能锻炼

行股四头肌和腘绳肌功能锻炼，可防止肌肉萎缩。

膝关节交叉韧带损伤

1 范围

本《指南》规定了膝关节交叉韧带损伤的诊断、辨证和治疗。

本《指南》适用于膝关节交叉韧带损伤的诊断和治疗。

2 术语和定义

下列术语和定义适用于本《指南》。

膝关节后交叉韧带损伤 posterior cruciate ligament of knee joint injury

膝关节前交叉韧带损伤多系强力过伸或过度外展的结果。这类损伤多系复合伤，可同时发生膝胫侧副韧带、关节囊等损伤。在非负重下强力过伸可发生单纯前交叉韧带损伤。膝关节过屈也可发生前交叉韧带损伤。膝关节后交叉韧带损伤远比前交叉韧带损伤少见，二者之比约为1∶10。当膝关节过伸或暴力使膝关节处于过伸位，造成前交叉韧带的损伤时，如果暴力继续作用或很剧烈，则可造成后关节囊和后交叉韧带的牵拉和破裂。前后方向上的暴力作用于股骨或胫骨，根据胫骨移位的方向，可导致前或后交叉韧带的损伤。

3 诊断

3.1 诊断要点

3.1.1 症状体征

3.1.1.1 前交叉韧带损伤

多由过伸暴力所致，外伤时患者可感觉膝关节内有撕裂声，随即膝关节疼痛无力，关节迅速肿胀，活动受限制。可见关节周围皮下瘀斑。检查可见膝前抽屉试验阳性（少数患者因急性损伤疼痛，股四头肌保护性痉挛，前抽屉试验可呈阴性，麻醉下检查比较准确）。

3.1.1.2 后交叉韧带损伤

在膝关节过伸状态下，胫骨上端受到了由前向后或后旋暴力的作用所致。查体腘窝部肿胀、压痛，后抽屉试验阳性（有时需麻醉后检查才出现阳性），胫骨结节塌陷征阳性。

3.1.2 特殊检查

3.1.2.1 抽屉试验

患者仰卧于检查台上，屈髋45°，屈膝90°，将足放在检查台面上。检查者坐于患者的足背部使其稳定，双手放于膝后以感觉腘绳肌的松弛度。

前抽屉试验：是评定前交叉韧带完整性的标准检查。检查者双手固定胫骨上端，向前轻轻牵拉感觉是否有抵抗感。如果没有抵抗，说明前交叉韧带断裂。

后抽屉试验：是评定后交叉韧带完整性的标准检查。检查者对胫骨施加向后的力量，如果没有抵抗感，说明后交叉韧带断裂。

3.1.2.2 Lachman 试验

检查时，首先使患者仰卧于检查台上，患肢位于检查者一侧。患肢稍外旋，膝关节处于完全伸直至屈曲30°之间。检查者用一只手稳定股骨，并在胫骨近端后部稳定加压，将其向上抬起，尽量使其向前移位。如果有明显松动，或者检查者感觉没有抵抗感，即为阳性，说明前交叉韧带断裂；将胫骨向后推，可以检查后交叉韧带损伤情况。

3.1.2.3 胫骨结节塌陷征

当后交叉韧带断裂时，患者仰卧位，膝关节和髋关节均屈曲90°，胫骨结节可表现出后坠，甚至比髌骨位置低，即为塌陷征阳性，说明后交叉韧带断裂。

3.1.3 影像检查

3.1.3.1 X线检查

一般情况下X线片无异常征象，应行应力位片检查。如伴有撕脱性骨折，X线平片可以显示因韧带牵拉而造成的撕脱骨折块，多出现于胫骨端止点。前后应力位像在屈膝90°位摄片，以股骨髁后缘的切线为基线，测量胫骨前后移位程度，需要与健侧对比。

3.1.3.2 MRI检查

MRI是进行交叉韧带成像的无创性的有效检查方法，对韧带损伤评估的准确率已达95%。观察韧带的形状、信号以及连续性的变化可进行诊断和鉴别诊断。

3.1.4 关节镜探查

关节镜检查可以动态了解交叉韧带情况，并可用探钩牵拉测试韧带的张力，判断韧带表面的滑膜有无出血等。诊断准确率达100%。

3.2 分类

参考美国医学会运动医学委员会出版的《运动损伤的标准命名法》（Standard Nomenclature of Athletic Injuries），将韧带损伤按严重程度分为三度。韧带的Ⅰ度损伤定义为有少量韧带纤维的撕裂，伴局部压痛，但无关节不稳；Ⅱ度损伤有更多韧带纤维的断裂，并伴有更重的功能丧失和关节反应，并有轻到中度的关节不稳；Ⅲ度损伤为韧带的完全破裂，并因此产生显著的关节不稳。Ⅰ度、Ⅱ度和Ⅲ度损伤常分别被称为轻、中和重度损伤。

3.3 鉴别诊断

3.3.1 膝关节半月板损伤

膝关节半月板损伤和交叉韧带损伤在受伤姿势及早期临床表现可以相同，两者容易混淆，应注意鉴别诊断。受伤急性期过后，膝关节半月板损伤出现负重时疼痛，活动伴弹响、交锁，而交叉韧带损伤则表现为快速行走、旋转时不稳，抽屉试验、Lachman试验阳性。两者借MRI等检查可以鉴别。

3.3.2 膝关节侧副韧带损伤

膝关节侧副韧带损伤时多曾受到明显侧翻应力，出现膝关节两侧肿胀、瘀斑，压痛明显，行内、外翻应力试验为阳性，抽屉试验及Lachman试验为阴性，通过详细询问病史、体格检查及影像检查可以鉴别诊断。

4 辨证

4.1 瘀血留滞证

伤后膝关节肿胀严重，疼痛剧烈，皮下瘀斑，膝关节松弛，屈伸活动障碍。

4.2 湿阻筋络证

伤后日久，反复肿胀，时轻时重，重坠酸胀，屈伸不利。舌淡胖，苔白滑，脉沉弦。

4.3 筋脉失养证

伤后迁延，肿胀未消，膝部酸痛，喜揉按，肌肉萎缩，膝软无力。

5 治疗

5.1 治疗原则

前交叉韧带Ⅰ度损伤的治疗仅为对症治疗，患者通常在几天后可恢复全部的活动。Ⅱ度损伤需要支具保护，限制活动。韧带完全破裂的Ⅲ度损伤，建议手术修复。后交叉韧带损伤应尽量采取非手术疗法治疗。

5.2 非手术治疗

5.2.1 固定制动

对Ⅱ度损伤和部分Ⅲ度韧带损伤的患者可采用伸直位固定制动6周，以保障韧带及时愈合。同时避免二次损伤。

5.2.2 药物治疗

5.2.2.1 中药内治

5.2.2.1.1 瘀血留滞证

治法：活血化瘀，消肿止痛。

主方：桃红四物汤（《医垒元戎》）加减。

常用药：桃仁、红花、赤芍、生地黄、当归、川芎等。

5.2.2.1.2 湿阻筋络证

治法：祛湿除风，舒筋通络。

主方：薏苡仁汤（《奇效良方》）等加减。

常用药：薏苡仁、瓜蒌仁、牡丹皮、桃仁、白芍等。

5.2.2.1.3 筋脉失养证

治法：养血柔筋，通利筋络。

主方：壮筋养血汤（《伤科补要》）加减。

常用药：当归、白芍、川芎、川续断、红花、生地黄、牛膝、牡丹皮、杜仲等。

5.2.2.2 中药外治

早期局部瘀肿明显，可予活血化瘀药物外敷；中后期关节屈伸不利，可予通筋活络中药煎水熏洗。

5.2.2.3 中成药

抗骨增生胶囊：适用于筋脉失养证。

复方南星止痛膏：适用于湿阻筋络证。

红药贴膏（气雾剂）：适用于瘀血阻滞证。

5.2.3 针刺治疗

取膝阳关、犊鼻（斜刺1寸）、血海（直刺1寸）、阳陵泉（直刺1.5寸）、阴陵泉（直刺1.5寸）、曲泉（直刺1寸）、梁丘（直刺1寸）、足三里（直刺1.5寸）、阿是穴（直刺1～1.5寸）等穴。用毫针直刺，行泻法。每天治疗1次。

5.2.4 手法按摩

以擦法为主，配合一指禅手法，点按阳陵泉等穴位。一疗程后指导患者逐渐开始股四头肌锻炼。

5.3 手术治疗

5.3.1 膝关节前交叉韧带损伤

前交叉韧带重建移植物首选自体半腱肌及股薄肌腱或者髌腱中1/3，其次选用异体胫前肌腱或者髌腱，供体有障碍者可以考虑人工韧带。手术方式根据患者具体情况做单束或者双束重建。

5.3.2 膝关节后交叉韧带损伤

后交叉韧带重建分为经胫骨方式（transtibia）和胫骨端镶嵌方式（inlay）。术者根据自己的理解及手术水平决定具体方案。如果有可能，最好保留患者自己的韧带。

5.4 功能锻炼

在伤后各期内均需注意股四头肌的锻炼。早期以踝关节背伸及环转、直腿抬高为主，后期可以进行单足站立、蹲马步等锻炼。同时进行屈伸功能锻炼，按固定及术后要求时间进行锻炼，必要时需在麻醉下协助进行屈伸锻炼。

下尺桡关节脱位

1 范围

本《指南》规定了下尺桡关节脱位的诊断、辨证和治疗。

本《指南》适用于下尺桡关节脱位的诊断和治疗。

2 术语和定义

下列术语及定义适用于本《指南》。

下尺桡关节脱位　dislocation of distal radioulnar joint

下尺桡关节脱位指腕部的扭挫伤，或提起重物时，腕关节受到桡偏、背屈或旋转的应力造成下尺桡掌、背侧韧带损伤，而引起的尺桡关节的半脱位或完全脱位。

3 诊断

3.1 诊断要点

3.1.1 病史

有明确外伤史。

3.1.2 症状体征

伤后腕部轻度肿胀，常无明显畸形，前臂旋转时疼痛，握力下降，腕关节运动时有弹响，桡尺远侧关节和尺骨头处压痛明显，可见尺骨小头向背侧或掌侧隆起，或向外侧突起，压之复位，松手即弹回原处（即琴键征）。如损伤较重，尺桡下关节完全脱位，尺桡下关节横径变宽。前臂旋前或旋后受限，患手不能端举重物。

3.1.3 影像检查

摄腕关节正、侧位片，可见下尺桡关节间隙增宽（成人 >2mm，儿童 >4mm），或有尺骨茎突基底部骨折。侧位片可见尺骨头向背侧或掌侧移位，应与健侧作对比。必要时行 CT 扫描、MRI 检查、腕关节造影及关节镜检查。应注意检查同侧腕关节及尺桡骨是否合并损伤。

3.2 分类

3.2.1 尺骨小头背侧半脱位

由下尺桡背侧韧带断裂所致。局部可见肿胀，压痛。被动活动下尺桡关节，可触及伤侧较健侧松弛，并伴疼痛。前臂旋前运动时，尺骨小头向背侧发生半脱位，旋后时自动复位。

3.2.2 尺骨小头掌侧半脱位

由下尺桡掌侧韧带断裂所致。一般损伤较重，除腕部肿痛，尺骨头向掌侧突出外，腕及前臂的旋转活动明显受限，尺骨小头常交锁在脱位位置。前臂旋后运动时，尺骨小头向掌侧发生半脱位。

3.2.3 下尺桡关节完全脱位

下尺桡掌背侧韧带均断裂，伴有尺骨茎突骨折或三角纤维软骨盘撕裂。当尺骨小头完全脱位，而无尺骨茎突骨折时，多有三角纤维软骨盘的撕裂。如果纤维软骨盘完好，多有尺骨茎突骨折。腕部肿胀、压痛，下尺桡关节间隙增宽。

3.2.4 先天性下尺桡关节脱位

可能为桡骨的尺侧切迹或三角软骨缺损，且常为双侧性，多有家族史。

3.2.5 前臂任何一骨的短缩

Colles 骨折、Smith 骨折、Galeazzi 骨折、桡骨骨折或桡骨头切除术后、尺骨骨折发生成角或重叠移位等，可导致下尺桡关节脱位。

3.3 鉴别诊断

3.3.1 腕部扭挫伤

腕部扭挫伤是指外力作用造成的腕关节部的韧带、筋膜等损伤。多伴有外伤史，局部肿胀、疼痛或压痛为主要临床症状；如诊断有困难者，可拍摄腕关节 X 线片，或行 CT 扫描、MRI 检查、腕关节造影及关节镜检查以明确诊断。

3.3.2 桡骨远端骨折

桡骨远端骨折主要表现为伤后局部肿胀、疼痛，腕关节功能部分或完全丧失，外观可出现"餐叉样"或"枪刺样"畸形，存在短缩移位时可扪及桡骨茎突上移。腕关节 X 线正侧位片可明确诊断。

4 辨证

4.1 早期

伤后 1~2 周，肌肉、筋脉受损，血离经脉，瘀积不散，其主症是气血凝滞而产生的局部肿胀、疼痛。

4.2 中期

伤后 2~3 周，虽损伤症状改善，肿胀瘀阻渐趋消退，疼痛逐步减轻，但瘀阻去而未尽，疼痛减而未止。

4.3 后期

受伤 3 周后，瘀肿已消，但筋骨尚未坚实，功能尚未完全恢复，气血亏损，体质虚弱。

5 治疗

5.1 治疗原则

下尺桡关节脱位可以采用手法复位，夹板或石膏托外固定。对复位后稳定性差，有再次脱位倾向者，手法复位后可采用经皮克氏针固定。如有其他合并伤，应先整复骨折，以消除不稳定的因素。对个别难以复位或复位不完全以及陈旧性脱位者，应早期行手术治疗。同时根据中医骨伤科三期辨证用药，中后期加强中药外用熏洗。

5.2 非手术治疗

5.2.1 手法复位外固定疗法

5.2.1.1 尺骨小头背侧半脱位手法复位外固定

轻轻牵引腕关节，将前臂旋后，用拇指按压尺骨小头向掌侧即可复位。用夹板或短臂石膏托固定于旋后位 4~6 周。

5.2.1.2 尺骨小头掌侧半脱位手法复位外固定

牵引腕关节，将前臂置于旋后位，用拇指向背侧推压脱位的尺骨头，听到弹响声即示复位成功。复位后用夹板或长臂石膏托固定于旋前位 4~6 周。如尺骨头交锁，难以复位者，可在麻醉下复位。

5.2.1.3 下尺桡关节完全脱位手法复位外固定

两助手牵引下，将前臂置于中立位，术者先自背侧向掌侧按压尺骨小头，然后用两手大鱼际于腕内外侧对挤下尺桡关节，使之复位。复位后于尺桡下关节用一长方形合骨垫，从腕桡侧经背侧绕到尺侧，呈半环状，用四块夹板或瓦形硬纸壳内外相扣，捆扎固定于中立位 5~6 周。

5.2.2 药物治疗

5.2.2.1 中药内治

5.2.2.1.1 早期：脱位早期瘀血不去则新血不生，皮肉筋骨失去正常濡养，修复之机受到影响，治当活血祛瘀，消肿止痛。

5.2.2.1.1.1 行气活血法

主方：桃红四物汤（《医垒元戎》）加减。

常用药：桃仁、川芎、当归、赤芍、生地黄、红花、牡丹皮、制香附、延胡索。

5.2.2.1.1.2 活血祛瘀法

主方：活血止痛汤（《伤科大成》）加减。

常用药：当归、川芎、乳香、没药、苏木、红花、地鳖虫、三七、赤芍、陈皮、积雪草。

5.2.2.1.2 中期：伤损诸症经过早期治疗，肿胀消退，疼痛减轻，但瘀肿虽消而未尽，其治疗以"和"法为主。

5.2.2.1.2.1 和营止痛法

主方：和营止痛汤（《伤科补要》）加减。

常用药：赤芍、当归、川芎、苏木、陈皮、乳香、桃仁、川续断、乌药、没药、木通、甘草。

5.2.2.1.2.2 舒筋活血法

主方：跌打养营汤（《中医伤科学》）加减。

常用药：党参、黄芪、当归、川芎、熟地黄、三七、白芍、枸杞、山药、川续断、砂仁、补骨脂、骨碎补、木瓜、甘草。

5.2.2.1.3 后期：损伤日久，体质虚弱者宜采用"补"法，可分为补气养血法、补养脾胃法、补益肝肾法。此外，由于损伤日久，瘀血凝结，筋肌粘连挛缩，复感风寒湿邪，关节酸痛、屈伸不利者颇为多见，故除补养法外，舒筋活络法、温通经络法也较为常用。

5.2.2.1.3.1 补气养血法

主方：八珍汤（《丹溪心法》）加减。

常用药：当归、川芎、白芍、熟地黄、人参、白术、茯苓、炙甘草。

5.2.2.1.3.2 补益肝肾法

主方：壮筋养血汤（《伤科补要》）加减。

常用药：白芍、当归、川芎、川续断、红花、生地黄、牛膝、牡丹皮、杜仲。

5.2.2.1.3.3 补养脾胃法

主方：补中益气汤（《内外伤辨惑论》）加减。

常用药：黄芪、人参、白术、炙甘草、当归、陈皮、升麻、柴胡、生姜、大枣。

5.2.2.1.3.4 舒筋活络法

主方：舒筋汤（《医略六书》）加减。

常用药：白芍、熟地黄、菊花、牡丹皮、牛膝、秦艽、白术、枸杞、玉竹。

5.2.2.1.3.5 温通经络法

主方：麻桂温经汤（《伤科补要》）。

常用药：麻黄、桂枝、红花、白芷、细辛、桃仁、赤芍、甘草。

5.2.2.2 中药外治

应用于下尺桡关节脱位的外用药主要有消瘀退肿的双柏膏、舒筋活血的舒筋活络膏等。对于新伤瘀血积聚者，可选用海桐皮汤；陈伤风湿冷痛、瘀血已初步消散者，可选用上肢损伤洗方。

5.3 手术治疗

5.3.1 适应证

个别难以复位或复位不完全者；下尺桡关节陈旧性损伤造成腕部长期疼痛乏力者；晚期下尺桡关节脱位者；下尺桡关节出现退行性变或骨性畸形，腕关节持续疼痛者。

5.3.2 手术方法

修复三角纤维软骨盘及尺侧副韧带，用克氏针固定尺桡下关节，然后置于中立位，屈肘90°，用长臂石膏固定4周；如不能修复尺桡关节韧带的，需做旋前方肌紧缩术或掌长肌腱修补等手术；下尺桡关节出现退行性变或骨性畸形，腕关节持续疼痛时，可做尺骨头切除术。

5.4 功能锻炼

固定期间，做指间关节、指掌关节屈伸活动及肩、肘关节活动。解除固定后，做腕关节屈伸和前臂旋转锻炼。

————————————

先天性髋关节脱位

1 范围

本《指南》规定了先天性髋关节脱位的诊断、辨证和治疗。

本《指南》适用于先天性髋关节脱位的诊断和治疗。

2 术语和定义

下列术语和定义适用于本《指南》。

先天性髋关节脱位 congenital dislocation of the hip

先天性髋关节脱位是指是髋关节先天性发育异常所致的畸形。其发育异常包括髋关节的股骨头和髋臼，也包括股骨颈端和髋关节周围软组织。男女发病比例为1:5，单侧脱位多于双侧，一般分为半脱位、全脱位和发育不良。

3 诊断

3.1 诊断要点

3.1.1 病史

部分患儿由细心的母亲在哺乳期发现，大多数患儿在 1~1.5 岁学步或以后才发现，很少一部分患儿由有经验的助产医师发现，髋臼发育不良或有半脱位的患者多在髋关节出现骨性关节炎疼痛症状和体征时才被发现。

3.1.2 症状体征

3.1.2.1 新生儿和婴儿期

常因患儿肢体活动不正常而就诊。患儿肢体呈屈曲状，不能伸直。活动较健侧差，牵拉时可以伸直，松手后又呈屈曲状。有些患儿下肢呈外旋、外展位，或两下肢呈交叉位，更甚者髋关节完全呈僵硬状态。最常见症状为患肢短缩，伴臀部、大腿内侧或腘窝皮肤皱褶增多、加深或不对称，会阴部加宽，牵动患肢有弹性感等。

3.1.2.2 幼儿期

患儿站立走路较同龄幼儿为晚，站立时臀部后耸、腰部前凸更为突出。双下肢不对称，患肢缩短。单侧脱位患儿的走路步态呈"甩髋"式跛行；双侧脱位患儿或年龄大者走路时步态呈摇摆式跛行，即常描述为"鸭步态"。患髋多无疼痛，活动很少受限，单侧脱位者患侧大转子上移。

3.1.3 特殊检查

3.1.3.1 外展试验

正常婴儿双髋外展一般在 70°~80°，若外展在 50°~60°为阳性，在 40°~50°为强阳性。大多数髋关节脱位患儿此试验为阳性或强阳性。

3.1.3.2 Allis 征

双髋屈曲 90°，双膝充分屈曲时，因髋关节脱位使大腿短缩，所以一侧膝关节低于对侧膝关节，称 Allis 征阳性。此征只适用于单侧发病者。

3.1.3.3 Ortolani 征

一手握住一侧膝关节或固定骨盆，另一手握住一侧下肢，拇指放于大腿内侧，其他四指放于大转子处，向下肢加压外展，可听到或感到弹跳，这是由脱位的股骨头通过杠杆作用滑入髋臼而产生，则为阳性，即可诊断为髋关节脱位。但小儿哭闹乱动或内收肌过紧时，该体征可能表现为阴性。因此，阴性结果并不排除脱位的存在。

3.1.3.4 Barlow 试验

一手固定骨盆，另一手握住下肢，拇指放于大腿内侧的小转子处，其他手指放于大转子位置。拇指向外后加压，同时沿大腿纵轴向近端适当加压。若股骨头自臼内脱出，可听到或感到弹跳。当解除加压后股骨头滑回髋臼，也可出现弹跳，则为阳性，提示髋关节不稳定。

3.1.3.5 望远镜试验

检查者一手握住大腿远端，另一手拇指和其余四指置于髂嵴处，令髋关节处于内收位，相继屈曲和伸直牵拉动作时有活塞样异常活动或感觉者为阳性。又称套叠征。

3.1.3.6 Trendelenburg 试验

又称单髋负重试验。正常单侧肢体站立时，对侧臀皱褶襞向上倾斜，则为阳性。健肢站立时，对侧臀皱褶襞向上倾斜；患肢站立时，对侧臀皱褶襞并不向上倾斜，反而呈下降现象，说明股骨头不在原位，不能有效地抵住骨盆，臀肌稳定髋关节的功能减低或消失。

3.1.4 影像检查

3.1.4.1 X 线检查

新生儿和婴儿期的 X 线诊断要点存在一定困难，患儿超过 1 岁以后，股骨头骨骺已骨化，骨盆平片上清晰可见股骨头脱出髋臼，向外方移位，髋臼变浅变小。具体还可以进行以下测量。

3.1.4.1.1 髋臼指数：又称髋臼角。自 Y 形软骨中心至髋臼边缘做连线，此线与 Hilgenreiner 线间夹角称髋臼指数。此角说明髋臼之斜度，亦是髋臼发育程度。出生时髋臼指数为 25.8°～29.4°，6 个月婴儿为 19.4°～23.4°。2 岁以上者在 20°以内。髋臼角超过 30°，可认为髋臼发育不良。

3.1.4.1.2 Perkin 线测定法：连接两侧髋臼"Y"形软骨做一水平线，再自髋臼顶外缘做一垂线。此二线将髋臼分为四个象限，正常股骨头应位于下内象限。新生儿和婴儿股骨头骨骺尚未出现时，可观察股骨上干骺端的角形突起（股骨颈喙突）与 Perkin 线的关系。如股骨颈喙突位于下外或上外象限时，即可诊断其为先天性髋关节半脱位或全脱位。

3.1.4.1.3 Center Edge 角：简称 CE 角，即中心边缘角。自股骨头旋转中心至髋臼顶的外缘画一直线，自髋臼顶外缘做一垂线，两线所成的角即为 CE 角。正常时为 20°～40°，小于此度数说明头臼关系失常。

3.1.4.1.4 Shenton 线：正常时闭孔的上缘应与股骨颈内侧形成一完整的弧线。髋关节向上脱位时，此曲线的完整性受到破坏，弧线的外侧孔高。

3.1.4.2 其他影像检查

必要时可行 CT、MRI 检查。因为 X 线片重叠较多，患者移动困难，难以多方位投照，且肠道内容物可重叠等。CT、MRI 可进行多方位扫描，在诊断髋关节脱位并骨折方面有明显的优势，且 MRI 对确认髋关节周围的软组织损伤如韧带和肌肉的损伤、髋臼唇撕裂和关节内渗液均有优势。

3.2 分类

根据髋关节脱位程度分为：髋臼发育不良，髋关节半脱位，髋关节全脱位。

3.3 鉴别诊断

3.3.1 Perthes 病

又称扁平髋。后期可有股骨头的变形及脱位，系小儿股骨头骨骺缺血性坏死所致。多见于 4～8 岁儿童，男孩较女孩多 5 倍。以髋部疼痛和跛行为主要症状和体征，疼痛常向膝部、大腿内侧和臀部放散。X 线片显示股骨头变扁、碎裂，并有透亮区。晚期可有股骨头脱位，但髋臼发育良好，颈干角与前倾角尚正常。此与先天性髋关节脱位不同，可资鉴别。

3.3.2 小儿髋关节结核

好发于 10 岁以下儿童，如不治疗，病灶发展较快，患肢出现短缩和畸形。早期患侧髋关节疼痛，活动受限并有跛行，也可有膝部或大腿前方疼痛。检查示患髋各方向活动均受限，并伴有肌肉痉挛，日间肌痉挛的保护作用在夜间入睡后消失而出现夜啼。晚期会出现游走性窦道口及髋关节的病理脱位。实验室检查血沉增快，与先天性髋关节脱位病程长、无疼痛症状和体征显然不同。

3.3.3 小儿急性化脓性髋关节炎

以婴儿和1~2岁小儿最多。多有外伤或感染史，起病较急。以髋部疼痛、跛行、活动受限为主，可见发热甚或高热等全身反应。血沉增快，白细胞或中性粒细胞计数增高等与先天性髋关节脱位明显不同。

4 治疗

4.1 治疗原则

先天性髋关节脱位的治疗要根据不同年龄，采用不同的方法。总的原则是早期诊断、早期治疗。早期治疗方法简单，患儿痛苦小，效果好，并发症少。根据我国小儿矫形外科医师的经验，3岁以内的患儿应主要采用非手术疗法，即闭合复位后用支具外固定以稳定复位后的髋关节。3岁以上患儿应主要采用手术治疗。

4.2 非手术疗法

4.2.1 手法复位外固定疗法

4.2.1.1 手法复位，外展支架固定

适用于出生到6个月的患儿。屈髋外展下肢，用手指压大转子部使之复位。用外展尿枕、Rosen支架、连衣挽具、Povlik吊带或其他外展支架固定4~6个月。同时，家长可对患儿的患髋进行手法按摩，适当叩击大转子或下肢，使股骨头对髋臼有适当的应力刺激，以促使髋臼发育。

4.2.1.2 手法复位，髋"人"字石膏固定

适用于6个月~1岁6个月的患儿，复位手法同上，随股骨头向外上脱位，内收肌可有不同程度挛缩。复位时触到、听到弹响，经拍片证实复位，用髋"人"字石膏固定。最稳定的位置是屈髋90°，外展60°~70°，自然外旋位。每两个月更换一次石膏，第二、3次石膏由上述体位改为伸直外展内旋位。石膏固定总时间为6~9个月，若不成功，则需手术切开复位。1岁6个月~3岁患者软组织挛缩加重，前倾角加大，皮下或直视切断内收肌后牵引两周，使股骨头下降到髋臼水平，在全麻下行手法复位，上述石膏固定。

4.3 手术治疗

4.3.1 适应证

手术适用于年龄在6个月以上，股骨头向上脱位不多，髋臼无明显骨性继发病变的婴幼儿患者。

4.3.2 手术方法

4.3.2.1 切开复位法

适用于3岁以上患儿，髋臼发育较好，复位后较稳定。取仰卧体位，患侧臀部垫高。

4.3.2.2 Salter骨盆截骨术

适用于3~6岁患儿，髋臼发育不良，髋臼指数大于45°，复位后不稳定。

4.3.2.3 Chiari臼顶内移骨盆截骨术

适用于6岁以上患儿，髋臼发育不良，髋臼指数大于45°，复位后不稳定。

4.3.2.4 改良Pemberton骨盆截骨术

适用于3岁以上患儿，髋臼发育不良，髋臼指数大于45°，复位后不稳定。

4.3.2.5 股骨颈前倾角矫正术

适用于前倾角大于45°者。

4.3.2.6 人工全髋关节置换术

成人先天性髋关节脱位而有明显髋疼痛症状和体征者，可考虑行人工髋关节置换，并视骨质情况选择生物型或骨水泥固定型假体。

4.4 功能锻炼

幼儿期以协助功能锻炼为主，家属可帮助患者肢体活动，有时作被动患肢伸屈活动，有时作抗阻力伸屈活动。术后固定期间，应注意股四头肌等长收缩练习；去除外固定后，应在床上加强髋关节的功能活动，特别是外展功能锻炼。8 岁以上的儿童在去除外固定后，以主动锻炼为主。去除外固定的最初 3 周，宜在床上活动，使患肢肌力逐渐恢复，以免过早下床活动发生骨折；骨性愈合后，开始下床负重活动。

指屈肌腱腱鞘炎

1 范围

本《指南》规定了指屈肌腱腱鞘炎的诊断、辨证和治疗。

本《指南》适用于指屈肌腱腱鞘炎的诊断和治疗。

2 术语和定义

下列术语及定义适用于本《指南》。

指屈肌腱腱鞘炎 flexor tendon tenosynovitis

指屈肌腱腱鞘炎是指手指屈肌腱腱鞘内因机械性摩擦而引起的慢性无菌性炎症改变，又称"弹响指"、"扳机指"。本病可发生于不同年龄，多发于妇女和手工劳动者，以拇指、中指、环指多见，少数患者可多个手指同时发病。

3 诊断

3.1 诊断要点

3.1.1 病史

有手部劳损病史。多见于妇女及手工劳动者，好发于拇指、中指、无名指。

3.1.2 症状体征

本病起病多较缓慢，早期在掌指关节掌侧局限性酸痛，晨起或工作劳累后、用凉水后加重，活动或热敷后症状减轻，活动稍受限，随后疼痛可向腕部及手指远侧放散。随着腱鞘狭窄和肌腱变性增粗的发展，肌腱滑动越来越困难，掌指关节掌侧压痛，并可扪及硬结，手指屈伸时可感到结节状物滑动及弹跳感，产生扳机样动作及弹响。可有急性发作，严重时手指不能主动屈曲或交锁在屈曲位不能伸直。

3.1.3 影像检查

摄 X 线正位片可明确指屈肌腱腱鞘炎的部位、性质和韧带–骨隧道等情况，但无骨及骨关节结构改变。

3.2 鉴别诊断

3.2.1 类风湿关节炎

类风湿关节炎（rheumatiod arthritis，RA）是一种慢性、全身性、免疫性疾病，其特点是外周关节的非特异性、对称性炎症，关节滑膜的慢性炎症增生形成血管翳，侵犯关节软骨、关节下骨、韧带和肌腱等，造成软骨、骨和关节囊破坏，最终导致关节畸形和功能丧失。凡具备以下 7 项中至少 4 项（1~4 项至少 6 周）即可诊断为类风湿关节炎。①晨僵：指关节内或周围的晨僵，持续至少 1 小时；②关节炎：至少 3 组关节肿胀或积液。这些关节应涉及双侧近端指间关节、掌指关节、腕关节、肘关节、跖趾关节区、踝关节、膝关节共 14 组中至少 3 组；③手关节炎：即关节肿胀，累及近端指间关节，或掌指关节，或腕关节；④对称性关节炎：即同时出现左、右两侧的对称性关节炎；⑤类风湿结节；⑥类风湿因子阳性（所用方法在正常人的检出率＜5％）；⑦放射学改变：腕及手 X 线摄片可见类风湿关节炎典型的放射学改变，包括骨侵蚀或肯定的局限性脱钙或受累关节近旁的明显脱钙。

3.2.2 腱鞘结核

腱鞘结核可继发于邻近骨关节病变和血源性播散，受累滑膜首先发生充血、水肿、炎性细胞浸润和渗出液增加。腱鞘内液量增加，脓液稀薄，不透明，黏度下降，可形成皮下脓肿和窦道。临症见沿腱鞘走向的肿胀，腱鞘的纵轴因受腕横韧带或踝支带的约束而呈特有的葫芦形。早期轻微疼痛，局部肿胀，有脓肿形成或窦道发生混合感染时疼痛加重。患手力量减弱，肌腱活动时触手可及"握雪音"，晚期手指发生畸形或功能障碍。

4 辨证

4.1 早期

早期因局部劳作过度，积劳伤筋，或受寒凉，导致气血凝滞，气血不能濡养经筋而致局部充血水肿，患者不能屈曲，用力伸屈时疼痛，并出现弹跳动作。

4.2 中期

中期症状改善，充血水肿逐渐消退，但瘀血凝滞损伤局部经脉，经筋出现粘连、积聚，渐至癥瘕形成。局部疼痛，活动或热敷后减轻。

4.3 后期

局部经络、气血阻滞不通，癥瘕积聚压迫邻近组织，久而患肢活动完全受限，失去功能，需健手帮助伸直。

5 治疗

5.1 治疗原则

局部疼痛明显者，予以活血化瘀，行气止痛；局部凝滞不舒，畏寒明显者，予以温经散寒，理筋通络；局部麻木，感觉减退者，予以补益气血，搜风剔络养筋。同时，针对患指的活动受限程度予以灵活处理，内服外用兼以针刀，以恢复功能为度。

5.2 非手术治疗

5.2.1 手法治疗

术者左手托住患侧手腕，右手拇指在结节部位作按揉弹拨、横向推动、纵向拨筋等动作，最后握住患指末节向远端迅速拉开，如有弹响声则效果更好，每日或隔日1次。

5.2.2 中药内治

5.2.2.1 早期　气血凝滞证

治法：活血祛瘀，行气止痛。

主方：血府逐瘀汤（《医林改错》）加减。

常用药：桃仁、红花、柴胡、川芎、牛膝、当归、白芍、生地黄、羌活、制川乌。

5.2.2.2 中期　风湿痹阻证

治法：祛风除湿。

主方：羌活胜湿汤（《内外伤辨惑论》）加减。

常用药：羌活、独活、桂枝、川芎、白芷、蔓荆子、泽兰、防风、桑枝、甘草、威灵仙。

5.2.2.3 后期　筋脉失养证

治法：养血荣筋。

主方：当归四逆汤（《伤寒论》）加减。

常用药：当归、桂枝、白芍、细辛、甘草、川乌、鸡血藤、川芎。

5.2.3 中药外治

应用于指屈肌腱腱鞘炎的外用药主要有活血祛瘀、消肿止痛的散瘀膏，舒筋活血洗方等。也可用内服药物在榨渣取汁后，再煎水浸洗患指，或用药渣热敷患指。

5.2.4 针灸治疗

取结节部位及周围痛点针刺，隔日1次。

5.2.5 小针刀治疗

局麻后，用小针刀平行于肌腱方向刺入结节部，沿肌腱走行方向作上下挑刺，不要向两侧偏斜，否则可损伤肌腱、神经和血管。如弹响已消失，手指活动恢复正常，则表示已切开腱鞘。若创口小者可不缝合，以无菌纱布加压包扎即可，3天内不能洗手。

5.2.6 局部注射治疗

5.2.6.1 注射方法

将醋酸可的松（HCA）注射于腱鞘内，每周 1 次，每次 0.5ml（12.5mg）。为减轻注射时疼痛，可与 1% 的普鲁卡因 0.5ml 混合后注射。一般注射不超过 3 次，适用于各期腱鞘炎，以早期效果最好。

5.2.6.2 技术要点

消毒进针部位；进针 0.5cm 或遇到骨头时退出少许即可；注入药物时局部立即有胀感，完全注入腱鞘内时，患指指端胀感明显，张力增大。

5.2.6.3 注意事项

严格无菌操作；施术时针面向掌侧，并与肌腱平行，必须确保注射针头在腱鞘内，以防损伤神经、血管；当天不做熏洗，以防感染；注射后嘱患者防止手指过度劳累，劳逸结合，否则易复发。

5.3 手术治疗

5.3.1 适应证

狭窄严重，患指不能主动屈曲或交锁在屈曲位，严重影响生活和工作者。

5.3.2 手术方法

手术应在止血带下进行。

5.3.2.1 体位：平卧，患指外展位。

5.3.2.2 麻醉：用 2% 普鲁卡因局部浸润麻醉，小儿可以用基础麻醉加局麻。

5.3.2.3 切口：沿远侧掌横纹做长约 2cm 的横切口。

5.3.2.4 显露腱鞘：切开皮肤后，将皮下组织及掌腱膜纵行切开，严密注意勿损伤肌腱两侧的指神经和指动脉。拇指的指神经、指动脉位于掌侧皮下，位置浅在，切开皮肤后钝性分离皮下组织，直达腱鞘，向两侧轻柔牵开皮肤及神经血管，即可见到腱鞘。

5.3.2.5 切开腱鞘：直视下在腱鞘的旁侧纵行切开一小口，以小剪刀伸入纵行切开增厚的腱鞘，完全解除腱鞘狭窄部分。随即检查手指屈伸活动情况，见肌腱肿大部分滑动无阻即可。

5.3.2.6 分层缝合伤口：松放止血带，止血，冲洗伤口，用细丝线缝合皮肤，不缝切开的腱鞘。

5.3.2.7 术后处理：悬吊患指，次日开始练习主动活动。术后 10～12 天拆线。

5.4 功能锻炼

术后次日即可开始手指的屈伸活动，活动幅度不宜过大；拆线后，逐渐加大练习的程度和运动幅度，直至恢复正常的手指功能。

神经根型颈椎病

1 范围

本《指南》规定了神经根型颈椎病的诊断、辨证和治疗。

本《指南》适用于神经根型颈椎病的诊断和治疗。

2 术语和定义

下列术语和定义适用于本《指南》。

神经根型颈椎病　nerve root type cervical spondylosis

神经根型颈椎病是指颈椎椎间盘组织退行性改变及其继发病理改变累及神经根，并出现相应节段的上肢放射性疼痛、麻木等临床表现者。神经根型颈椎病在中国传统医学无对应的名称，相应描述散见于"痹证"、"项强"、"头痛"、"颈筋急"、"颈肩痛"、"项痹病"等范畴。

3 诊断要点

3.1 诊断要点

3.1.1 病史

长期伏案工作，或有颈椎外伤史。

3.1.2 临床症状

疼痛为神经根型颈椎病的主要症状。急性期患者活动头颈部可以引起颈、肩、臂部痛，或呈上肢放射痛，常伴手指麻木感，晚间可因痛重而影响休息。少数患者需用手保护患部，防止触碰颈部，加重症状。急性期患者需检查颈椎间盘是否突出，慢性期患者多感颈部或肩背部酸痛、上肢根性疼痛或指端有麻木感。此外，尚有上肢肌力减弱、肌肉萎缩。部分患者患肢可呈现肿胀，皮肤色暗红或苍白。风寒及劳损可为发病的诱因，但部分患者无明显诱因。神经根型颈椎病患者绝大多数是单一神经根受到压迫，只有 0.2% 的患者出现两根神经根受累。各节段神经根发病率：C7 神经根最常受累（43% ~69%），其次为 C6（18% ~28%）、C8（6% ~13%）和 C5（2% ~7%）。T1 神经根虽然参与构成臂丛，但因其处于 T1/2 椎间孔内，很少受累。

3.1.3 体征

查体可见颈部发僵、肌肉紧张、痉挛，病变椎间盘相应的颈椎横突下方、棘突、棘突旁等部位可以有深压痛，患侧肩胛内上角和内缘也可有压痛点，并向相应的神经根分布区扩散。颈部活动受限，以仰头及头部向病侧弯曲时活动受限最为明显。

此外，在不同的部位还可以有感觉减退或过敏、肌肉萎缩或肌腱反射减弱等表现。上肢肌力减弱为运动神经受损引起，表现为患者持物费力，甚至脱落。肢体骨骼肌由 2 根以上的神经共同支配，若单独神经受损表现为轻度肌力减弱，若为主要的神经根受累，侧可出现明显的运动功能障碍。

颈椎间盘退变后向侧后方突出或钩椎关节出现增生，可刺激或压迫相应节段的神经根，并出现相应的临床表现：

颈 3 ~4 椎间隙以上的病变，可刺激或压迫颈 3 或颈 4 神经根，患者常感颈部疼痛，并向头枕部放散，风池穴附近可有压痛，枕部皮肤麻木。但一般颈 3 ~4 椎间隙以上节段出现退变而发生颈椎病者较少见。

颈 4 ~5 椎间隙病变，可刺激或压迫颈 5 神经根，患者常感疼痛经肩顶部、肩胛骨内缘上部、肩部、放射至上臂外侧，很少到前臂。医生检查时，发现肩部及上臂外侧可有痛觉过敏或痛觉减退区，上臂外展、上抬的三角肌肌力减退，严重者可发现肩部的三角肌、斜方肌及冈上肌的肌肉萎缩，失去正常丰满的外形而塌陷。

颈 5～6 椎间隙的病变，可刺激或压迫颈 6 神经根，患者除颈部、肩胛骨内缘、肩部、前胸部及前臂桡侧（前臂的拇指侧）疼痛、麻木外，还可放射到上臂外侧、前臂桡侧（前臂的拇指侧）以及拇指和食指。医生检查时，可发现上臂外侧、前臂桡侧以及拇指和食指痛觉过敏或减退，屈肘力量（肱二头肌力）较弱，肱二头肌腱反射减退，肱桡肌腱反射减弱或消失，严重者可出现肱二头肌萎缩。

颈 6～7 椎间隙病变，可刺激或压迫颈 7 神经根，患者感疼痛沿颈肩上臂放射至前臂背侧、食指及中指。医生检查时，可发现患者食指和中指痛觉过敏或减退，伸肘力量减弱，肱三头肌腱反射减弱或消失；伸腕与伸指肌力有时也可减弱。

颈 7 与胸 1 椎间隙的病变，可刺激或压迫颈 8 神经根，患者疼痛在颈部、肩部、肩胛骨内下缘，并常沿上臂内侧和前臂尺侧（即前臂的内侧或小指侧）放射至无名指和小指，手的精细活动功能障碍。医生检查时，可发现患者小指和无名指痛觉过敏或减退，食指、中指、无名指与小指屈曲以及分开与并拢的力量常有减弱，严重者可见手部肌肉萎缩明显，一般无腱反射改变。

3.1.4 特殊检查

臂丛牵拉试验阳性。椎间孔挤压试验（压顶试验）阳性。

3.1.5 影像学检查

X 线正位片可见钩椎关节增生；侧位片可见颈椎生理前凸消失或反弓，椎间隙变窄，椎体前后缘有骨质增生，项韧带可有钙化现象；过伸过屈位片可显示病变节段不稳定，病变节段在屈伸时活动过度；颈椎斜位片可见钩椎关节有骨刺形成，并突向椎间孔，使椎间孔变小。核磁共振或 CT 检查可显示椎间盘突出、神经根管狭窄及神经根受压的表现。

4 辨证

4.1 风寒阻络证

患肢窜痛及麻木，以疼痛为主；颈部活动受限，僵硬，怕风畏寒，有汗或无汗。舌苔薄白，脉浮紧或缓。

4.2 寒湿阻络证

患肢沉重无力或疼痛麻木，手指屈伸不利；伴头疼、胸闷、纳呆，颈部活动受限。舌苔胖大，边有齿痕，脉沉或弦滑。

4.3 血瘀气滞证

头、颈、肩、背以及上肢疼痛麻木，呈胀闷感；疼痛呈刺痛样，痛有定处，拒按，夜间痛甚。舌质紫暗有瘀斑瘀点，脉弦涩。

4.4 气血亏虚证

患肢及指端麻木，手部肌肉萎缩；指甲凹陷无光泽，皮肤枯燥发痒，头晕眼花，面色不华，惊惕不安。脉弦细或细涩。

4.5 肝肾亏虚证

患肢麻木疼痛，腰膝酸软，两目干涩，头晕眼花，耳鸣，失眠多梦，咽干口燥。舌体瘦，舌质红绛，少苔或无苔，脉弦细或细数。

5 治疗

5.1 治疗原则

约 90% 的颈椎病患者经过非手术治疗可获得痊愈或缓解。所以，绝大多数神经根型颈椎病宜采用非手术治疗，只有少数患者需要手术治疗。神经根型颈椎病在急性期症状较重，疼痛剧烈。急性期可以采用常规的脱水疗法，如 20% 甘露醇 250ml 快速静滴，以及综合物理疗法和颈围制动。在慢性期可以根据患者的体质、病情等因素辨证采用以下疗法。

5.2 非手术治疗

5.2.1 手法治疗

患者端坐位，颈部自然放松，医者采用按法、揉法、㨰法等放松颈部软组织后站于患者身后。让患者的头部水平旋转至极限角度，最大屈曲，达到有固定感。医生以肘部托患者下颌，轻轻向上牵引3~5秒钟。嘱其放松肌肉，肘部用短力快速向上提拉。操作成功可以听到一声或多声弹响。善后采用揉、击、拿、散等手法放松颈肩部肌群，进一步解除肌肉痉挛，改善血液循环，消除软组织的炎性反应。

以上手法治疗隔日1次，7次为一疗程。

5.2.2 药物治疗

5.2.2.1 风寒阻络证

治法：祛风散寒，通络止痛。

主方：桂枝加葛根汤或葛根汤（《伤寒论》）加减。

常用药：葛根、麻黄、桂枝、白芍、甘草、生姜、大枣。

5.2.2.2 寒湿阻络证

治法：散寒除湿，温经止痛。

主方：羌活胜湿汤（《脾胃论》）加减。

常用药：羌活、独活、姜黄、当归、黄芪、赤芍、藁本、防风、甘草、川芎等。

5.2.2.3 血瘀气滞证

治法：活血化瘀，行气止痛。

主方：桃红四物汤（《医垒元戎》）加减。

常用药：秦艽、川芎、桃仁、红花、熟地黄、白芍、当归、五灵脂、香附、牛膝、羌活、没药、地龙。

5.2.2.4 气血亏虚证

治法：补益气血，养筋止痛。

主方：八珍汤（《丹溪心法》）加减。

常用药：白术、茯苓、黄芪、龙眼肉、酸枣仁、人参、木香、甘草、当归、远志、川芎、熟地黄、白芍。

5.2.2.5 肝肾亏虚证

治法：补益肝肾，通络止痛。

主方：独活寄生汤（《备急千金要方》）加减。

常用药：仙茅、仙灵脾、知母、黄柏、巴戟天、当归、独活、桑寄生、杜仲、牛膝、细辛、秦艽、茯苓、肉桂、防风、川芎、人参、芍药、甘草。

5.2.3 针灸治疗

一般取颈5~6夹脊穴；如出现枕大神经痛，取颈2~4夹脊穴；肩外沿连上臂外侧痛，伴有前臂桡侧至手腕有串麻及酸麻感，取颈4~5夹脊穴；若疼痛串麻至拇指、食指，取5~6夹脊穴；疼痛串麻至中指、无名指，取6~7夹脊穴；疼痛串麻至无名指、小指，取颈7、胸1夹脊穴。取穴时患者端坐，微低头，医者以30号1~1.5寸毫针，从夹脊穴快速刺入棘突根部，有沉紧感后进行调气，平补平泻，使气感向患者项、肩、臂传导。

在第五掌指关节尺侧后方赤白肉际处取后溪，行常规消毒后，快速直刺0.5~0.8寸，平补平泻，使针感向掌背手指及肩肘放射。

电针：采用某种型号电针仪，负极接夹脊穴留针，正极接后溪穴留针，电流量以患者舒适为度，采用连续波，频率180次/分。每次30分钟，每日1次，10次为一疗程。

5.2.4 牵引

多采用坐位颌枕吊带法。牵引力方向与躯干呈前倾20°，以使椎间孔和椎间隙增至最大。牵引力开始时为3~4kg或略多，渐增至10kg或略多，每次治疗20~30分钟，每日1~2次，20次为一疗程。重症者可卧位牵引，时间8~10小时。若牵引力过大，患者感觉颞颌关节不适、头晕，甚至虚脱，应立即中止治疗。

5.2.5 其他治疗

神经根型颈椎病的治疗方法较多，除上述疗法外，还有硬膜外腔注射、颈部椎旁注射、低频脉冲电、骶管滴注、高压氧、刮痧、经皮颈椎棘上韧带和棘间韧带松解、颈神经根阻滞、砭石、穴位埋线、穴位贴敷、硬膜外封闭等方法，因尚缺乏系统的临床研究，有待进一步研究才可得出客观评价，暂不列入本指南推荐方法。

5.2.6 综合治疗

将以上各种疗法中的两种或两种以上的方法同时、相间或相继用于同一患者时称为综合治疗。综合治疗是神经根型颈椎病临床常用的治疗方法，可以发挥综合效应，提高疗效。但是，由于各种疗法的选择、配伍原则、力法和时机尚无定论，故目前尚未形成高级别证据支持的成熟的综合治疗方案。

5.3 手术

神经根型颈椎病手术具体方法有：开放性前后路手术、脊柱显微内镜椎间盘髓核摘除术、射频消融髓核成形术、经皮激光椎间盘汽化减压术等。手术的适应证为：系统非手术治疗6个月以上无效或反复发作；临床症状、体征与X线检查神经定位一致，疼痛剧烈，有急性进行性肌萎缩；有多神经根刺激症状，急性剧烈疼痛，影响正常生活者。各种手术都有一定的优缺点：开放性手术风险大、并发症多、创伤大，同时还要受到患者自身条件的限制；射频消融髓核成形术、经皮激光椎间盘汽化减压术不适于颈椎间盘脱出合并严重颈椎管狭窄或局限性狭窄者、突出的颈椎间盘出现钙化或骨化或后纵韧带骨化者、有颈椎手术史者、肥胖短颈穿刺困难以及神经官能症者。

5.4 功能锻炼

5.4.1 前屈后伸

站立位，颈肩放松，颈椎缓慢向上拔伸，缓慢前屈，达最大幅度，静力保持5秒钟，再回复中立位；颈椎缓慢后仰，达最大幅度，静力保持5秒钟，再回复中立位。如此重复10次。

5.4.2 旋颈望踵

站立位，双足分开，与肩同宽，双手自然下垂，颈肩放松，颈椎缓慢向上拔伸，头颈左旋，双眼向后下方尽力望对侧足后跟，在最大幅度用力拔伸颈部，保持约5秒钟；还原后右侧重复同样动作。如此重复10次。

5.4.3 回头望月

站立位，双足分开，与肩同宽，双手自然下垂，颈肩放松，颈椎缓慢向上拔伸，头颈左旋，双眼向左侧后上45°眺望，在最大幅度用力拔伸颈部，保持约5秒钟；还原后右侧重复同样动作。如此重复10次。

5.4.4 雏鸟起飞

站立位，双足分开，与肩同宽，双手在身后相握，用力向后拉伸，双肩上耸，同时头颈缓慢向上拔伸，尽力后仰，颈肩、背部肌肉用力收缩保持5秒钟，颈肩部肌肉放松恢复中立位。如此重复10次。

5.4.5 摇转双肩

站立位，双手自然下垂，同时双肩依次由中立位向后、后上、前上、前到中立位做最大幅度缓慢摇转 10 次，再由前向后相反方向缓慢摇转 10 次。

每次锻炼持续 5～10 分钟，每天坚持两次。颈椎康复的练习要因人制宜，量力而行，循序渐进，持之以恒。每次锻炼以疼痛等病情无加重，颈肩背部有轻微酸热、舒适为度。

腰椎管狭窄症

1 范围

本《指南》规定了腰椎管狭窄症的诊断、辨证和治疗。

本《指南》适用于腰椎管狭窄症的诊断和治疗。

2 术语和定义

下列术语和定义适用于本《指南》。

腰椎管狭窄症 lumbar spinal canal stenosis

腰椎管狭窄症是指腰椎管内神经根管、侧隐窝或椎间孔因骨性或纤维性增生、移位导致一个或多个平面管腔狭窄，压迫马尾、神经根或血管而产生临床症状的综合征。根据临床表现和古典医籍的描述，腰椎管狭窄症归属于中医"痹证"、"腰腿痛"等范畴。

3 诊断

3.1 诊断要点

3.1.1 症状体征

症状多、体征少是本病的特点。主要有下肢、臀部、会阴部感觉减退，下肢肌肉萎缩、肌力减弱，腱反射减弱或消失，但直腿抬高及加强试验多不典型或为阴性。多有间歇性跛行，当患者步行数十米或数百米后，出现一侧或双侧下肢疼痛、麻木、无力以至跛行等；但当稍许蹲下或坐下休息数分钟后，又可继续步行。随病情延长，髓核的少许突出（或脱出）刺激和压迫神经根，可引起持续性根性放射痛、腰部前屈活动受限等症状。腰椎外观无明显畸形，腰椎前屈不受影响。取过伸位及侧屈位，半分钟左右可诱发症状，腰椎前屈时症状消失。

3.1.2 影像检查

3.1.2.1 X线检查

利用X线正位平片可测量双侧椎弓根之间距离，当小于18mm时考虑为椎管狭窄；利用侧位片测量矢状径大小即椎体后缘至椎板与棘突交界处的距离，小于13mm时考虑椎管狭窄。

3.1.2.2 椎管造影

这是确定椎管狭窄最有价值的方法。当造影显示前后径小于10mm时，则一定出现椎管狭窄症状。目前常用造影剂为水溶性碘造影剂。

3.1.2.3 CT检查

诊断价值较大，不仅可直接看到椎管的骨性狭窄，而且可以看到椎间盘、黄韧带等软组织情况，并能对椎管、侧隐窝等进行精确测量。

3.1.2.4 MRI检查

诊断价值没有CT扫描大，但在鉴别诊断方面有一定意义，可以清楚地显示椎管内肿瘤、血肿等病变。

3.2 鉴别诊断

3.2.1 腰椎间盘突出症

本病多见于青壮年，急性起病，见腰痛合并下肢放射痛，多有腰前屈受限，查体可有脊柱侧凸，棘旁压痛、叩击痛阳性，并向一侧下肢放射，屈颈试验、颈静脉压迫试验、直腿抬高试验均为阳性。

3.2.2 动脉源性间歇跛行

这是由于动脉血液循环不足引起的，其特征是肢体时有一组或多组肌肉发生疼痛，为钝痛，也可为痉挛性疼痛或锐痛，无感觉障碍，无腱反射异常，患肢皮肤温度降低，动脉搏动减弱，行走时可消失，动脉造影有助于诊断。

4 辨证

4.1 风寒痹阻证

腰腿酸胀重着，时轻时重，拘急不舒，遇冷加重，得热痛缓。舌淡，苔白滑，脉弦紧。

4.2 肾气亏虚证

腰腿酸痛，腿膝无力，遇劳更甚，卧则减轻，形羸气短，肌肉瘦削。舌淡，苔薄白，脉沉细。

4.3 气虚血瘀证

面色少华，神疲无力，腰痛不耐久坐，疼痛缠绵，下肢麻木。舌质瘀紫，苔薄，脉弦紧。

4.4 痰湿阻滞证

腹膨腰凸，腰腿沉重疼痛，伴下肢麻木微肿，站立加重，卧床减轻，多形体肥胖，胸腹痞闷气短，纳呆，肢体困倦，痰多。舌质淡红，苔腻，脉弦滑。

5 治疗

5.1 非手术治疗

5.1.1 中药内治

5.1.1.1 风寒痹阻证

治法：祛风散寒，通络止痛。

主方：蠲痹汤（《医宗金鉴》）加减。

常用药：独活、秦艽、防风、细辛、川芎、当归、生地黄、芍药、茯苓、肉桂、杜仲、牛膝、党参、甘草、黄芪、续断等。

5.1.1.2 肾气亏虚证

治法：滋补肝肾，疏通经脉。

主方：补肾壮筋汤（《伤科补要》）化裁

常用药：熟地黄、鸡血藤、骨碎补、肉苁蓉、鹿衔草、淫羊藿、莱菔子等。

5.1.1.3 气虚血瘀证

治法：补气活血，化瘀止痛。

主方：补阳还五汤（《医林改错》）加减。

常用药：黄芪、赤芍、川芎、当归尾、地龙、桃仁、红花。

5.1.1.4 痰湿阻滞证

治法：理气化湿，祛痰通络。

主方：二陈汤（《太平惠民和剂局方》）加减。

常用药：半夏、陈皮、茯苓、甘草、白附子、僵蚕、全蝎。

5.1.2 手法治疗

5.1.2.1 理筋

5.1.2.1.1 摩法：以手掌面在腰背部作直线或圆形的有节律的摩动。摩动时手掌不离开皮肤，动作轻柔，由浅入深，用力和缓，不带动深层组织，快慢适度，以按摩部位有微热舒适感为宜。

5.1.2.1.2 揉法：以手掌、掌根或手指指面置于患者腰背部，沿脊中线、两侧膀胱经线进行按揉，并推动皮下浅层组织在深层组织界面上作轻快柔和的回旋运动。施术时，肩、肘、手臂放松，以肘为支点，前臂连同腕关节作轻柔缓和的回旋摆动，手法轻快、柔和、深透，揉动幅度由小到大，着力持续均匀连贯。指面或掌面要贴于体表，避免摩擦皮肤。

5.1.2.1.3 擦法：术者用手掌尺侧（呈半握拳状）在患者腰背部擦动，主要沿督脉、两侧膀胱经及疼痛部擦动，要在治疗部吸定，反复轻柔地擦按，并逐渐移动到另一治疗点。施术时术者宜用腕力带动掌部，力量由轻到重，再由重到轻，并由腰部移行至臀部、大腿及小腿肌腹。

5.1.2.2 正骨

5.1.2.2.1 拔伸法：患者俯卧位，双手抓住床头。助手立于床尾，双手握住患者踝部。术者立于患者左侧，用右手掌根部按住患椎，两手重叠，双臂伸直，垂直用力下压。完成上述准备后，嘱患者腰部放松。助手将双手握住的踝部提起，向后牵引，同时上下抖动。术者轻快而有弹性地按压缓者腰部3～5次。

5.1.2.2.2 屈腰法：患者仰卧位，屈髋屈膝，双手交叉抱膝。术者立于患者右侧，用左手或左肘托起患者颈部，右手抱住患者双膝，令患者仰卧起坐，术者双手同时加力，使腰椎极度屈曲。

5.1.2.2.3 斜扳法：患者先右侧卧位，全身放松，右下肢伸直，左下肢屈髋屈膝，左足放于右大腿上，右手放于枕头上，左手屈肘放在腰部，头稍后仰。术者立于患者右侧床边，左手抓按患者左肩，右肘按抵患者左侧髂部，双手同时将患者左肩向后，左髂部向前发力扭转，完成旋转牵拉动作，此时常可听到腰部发出弹响声音。然后令患者翻身，重复上述斜板手法。

5.1.2.3 通络法

5.1.2.3.1 点穴：以手指端或指间关节突着力于腰脊二侧骶棘肌肉、穴位或一定部位上按压、点戳。临床上常用拇指、食指、中指的指尖或食中指屈曲的近端指间关节突点按所需治疗的部位，用力先轻后重，再由重到轻，反复点压。

5.1.2.3.2 抖法：用双手握住患者双踝，轻微用力作连续的小幅度上下抖动。用手握住患者下肢的远端，轻轻地用力作连续的小幅度上下快速抖动，抖动幅度要小，频率要快，要求患者肌肉充分放松配合。

5.1.2.3.3 拍法：用拳、手掌或手指尖叩击腰背督脉、膀胱经循行部位，要求蓄劲收提，用力轻巧而有反弹感，动作有节奏，快慢要适中，腕关节活动范围不宜过大。

5.1.3 针灸疗法

可用毫针、梅花针、耳针、头皮针、水针、电针等。对于症状轻又无特殊体征者，针灸治疗可收到一定效果。针灸治疗以补肾壮腰、通经活络、散寒止痛为原则。

5.1.4 局封加四步松解手法

患者俯卧位，腹部垫枕。由骶裂孔穿刺，插入硬膜外麻醉导管，分次注入普鲁卡因或利多卡因等。注射完毕后，做拔伸下沉法、侧卧斜扳法、直腿抬高及髋膝屈伸法、悬空抖腰法四步松解手法。术毕嘱咐患者患侧卧位卧床30分钟，然后再起床轻微活动。

5.2 手术治疗

5.2.1 手术指征

严重中央管狭窄、硬膜囊后侧、后外侧受压及单纯神经根管狭窄、神经根管狭窄严重或有明显神经损伤改变；马尾型与多根障碍型腰椎管狭窄，膀胱、直肠功能障碍和肌力低下明显；单纯马尾型腰椎管狭窄，间歇性跛行，保守疗法无改善者。

5.2.2 手术原则

手术要求经脊髓造影、CT或磁共振证实局部明显狭窄，与临床症状、体征相符合。术中暴露充分，彻底解除脊髓硬膜囊、神经根及马尾神经的受压。同时尽量保留可保留的骨和软组织结构，以减少损伤，维持脊柱的稳定性。

对椎管及神经根管的彻底减压是手术成功的关键，包括解除受压部位的任何压迫因素，不遗留任何具有临床意义的压迫部位，恢复硬膜囊的形态和神经根的横向活动范围（1cm）。中央管狭窄可能发生多个阶段的受压，神经根可在同一个神经根管不同水平多处受压，故术前应精确判断与术中彻底减压十分重要。准确就是手术时减压范围等于手术前受压范围，不任意扩大，不作预防性减压，以免不必要的损伤而影响脊柱稳定性。

5.2.3　手术术式及适应证

5.2.3.1　全椎板切除椎管减压术

以往认为全椎板切除减压术是治疗腰椎管狭窄症的标准手术，但长期随访发现这种单纯全椎板切除的方式不同程度地破坏了腰椎的稳定性，术后多诱发腰椎不稳。该术式目前有所改良，如腰椎管开门成形术、经椎板间孔减压棘上与棘间韧带保留或重建术等，力求做到既充分减压，又较好地保持脊柱的稳定性。

5.2.3.2　多节段椎板切开减压术

多节段椎板切开减压术适用于发育性椎管狭窄，多见于中年患者，椎管狭窄不严重伴椎间盘突出者，亦适用于轻度或中度的退行性及混合性椎管狭窄。

5.2.3.3　全椎板切除减压加植骨融合术

退行性脊柱滑脱伴椎管狭窄，双侧关节突关节、椎间孔狭窄和腰椎管狭窄伴有其他腰椎不稳定的情况适用。

5.2.3.4　全椎板切除减压植骨融合加内固定器固定术

一些腰椎管狭窄症具有潜在脊柱不稳的患者及术后全椎板切除易产生脊柱滑脱的患者适用。

5.3　功能锻炼

在病情缓解后，可进行腰屈曲、腰背肌及腰肌功能锻炼。腰椎屈曲可使椎管容量和疗效横截面积增大，以减轻退变组织对马尾神经的压迫。腰背肌肌力增强可加强脊柱的稳定性，减轻脊柱退行性变的速度，抵抗神经组织所受椎管内机械性压力。

急性腰骶关节扭伤

1 范围

本《指南》规定了急性腰骶关节扭伤的诊断、辨证和治疗。

本《指南》适用于急性腰骶关节扭伤的诊断和治疗。

2 术语和定义

下列术语和定义适用于本《指南》。

急性腰骶关节扭伤　acute lumbar sprain

急性腰骶关节扭伤是指在过度的屈曲、过伸、牵拉或旋转外力的作用下，腰骶关节承受超负荷运动而引起的急性损伤。根据临床表现和古代医籍的描述，急性腰骶关节扭伤归属于"闪腰"的范畴。

3 诊断

3.1 诊断要点

3.1.1 病史

有腰骶部负重外伤史。

3.1.2 症状体征

多见于青壮年。伤后腰骶部剧痛，活动受限，多以一手或双手叉腰，或一手支撑膝部，以减少腰部活动和疼痛，患者步行迟缓，表情痛苦，咳嗽与喷嚏时腰痛加重。部分患者有反射性下肢痛。查体见患者腰部平直僵硬，腰部前倾可向一侧偏斜，腰肌紧张痉挛，腰骶活动受限。L5、S1 棘突有明显压痛和叩击痛。骨盆旋转试验和腰骶部被动过伸过屈试验呈阳性。

3.1.3 影像检查

X 线检查无特殊表现，但可除外其他骨折和骨关节病。

3.2 鉴别诊断

3.2.1 腰椎间盘突出症

有腰痛和放射性腿痛，大便、咳嗽时可加剧，休息时减轻。直腿抬高试验阳性，伴下肢神经系统症状。X 线检查示脊柱侧凸，腰椎前凸消失，椎间隙变窄，左右不对称。CT 检查有助诊断。

3.2.2 腰椎骨折、脱位

腰部外伤后疼痛，肿胀，活动受限，局部可见后突畸形，压痛明显，腰骶部正侧位 X 线照片可见骨折脱位征象。

4 辨证

4.1 气滞血瘀证

闪挫及强力负重后，腰部剧烈疼痛，腰肌痉挛，腰部不能挺直，俯仰屈伸转侧困难。舌暗红或有瘀点，苔薄，脉弦紧。

4.2 湿热内蕴证

劳动时姿势不当或扭闪后腰部板滞疼痛，有灼热感，可伴腹部胀痛，大便秘结，尿黄赤。舌苔黄腻，脉濡数。

5 治疗

5.1 手法治疗

手法可分为两步。首先采用一般的活血止痛、理筋解痉按摩松解手法，如点按穴位和揉、搓、擦等法；第二步为复位手法，纠正关节紊乱，解除滑膜嵌顿，以迅速消除疼痛，恢复正常功能。

5.1.1 斜扳法

患者侧卧位，患侧在上，髋、膝关节屈曲，健侧髋、膝关节伸直。医者可立于患者前侧或背侧，一手置于肩部，另一手置于臀部，两手相对用力，使上身和臀部作反向旋转（肩部旋后，臀部旋前，同时令患者腰部尽量放松），活动到最大程度时，用力作一稳定推扳动作。此刻往往可听到清脆的弹响声，腰痛一般可随之缓解。

5.1.2 牵拉法

患者侧卧位，一助手抱拉住患者的腋下，或嘱患者两手拉住头侧床沿。医者握住患者两距小腿关节或一侧距小腿关节，作对抗牵引，持续 1～2 分钟，再慢慢松开，重复数次。最后用力将下肢快速地上下牵拉数次，使牵拉力传递至腰部关节，促使其复位。

5.2 药物治疗

5.2.1 中药内治

5.2.1.1 气滞血瘀证

治法：活血化瘀，理气止痛。

方药：活血止痛汤（《伤科大成》）加减。

常用药：当归、赤芍、䗪虫、乳香、青皮、杜仲。

5.2.1.2 湿热内蕴证

治法：清热利湿，疏筋止痛。

方药：四妙丸（《成方便读》）加减。

常用药：黄柏、牛膝、薏苡仁、苍术、木瓜、络石藤、杜仲。

5.2.2 中成药

沈阳红药胶囊（片）或选红药贴膏（气雾剂）：适用于气滞血瘀证。

5.2.3 局部药物注射疗法

5.2.3.1 0.5～1%普鲁卡因 5～10ml，强的松龙 25mg，每周 1 次，共 3～4 次。

5.2.3.2 5%碳酸氢钠 5ml，10%葡萄糖 5～10ml，3～5 天 1 次，共 4～5 次。

5.2.3.3 丹参注射液 10ml，黄芪注射液 10ml，3～5 天 1 次，共 4～5 次。

5.3 针灸治疗

局部取穴配循经取穴：选择压痛最明显之阿是穴针刺，再取肾俞、命门、志室、腰阳关、大肠俞、委中、承山、昆仑等穴。多采用强刺激，留针 3～5 分钟，每天 1 次。

5.4 功能锻炼

损伤早期不宜强行锻炼，应卧硬板床休息，防止进一步损伤，并有利于组织修复。疼痛缓解后宜做背伸锻炼。后期宜加强腰部的各种功能练习，以防止粘连，并增强肌力。

肱骨髁上骨折

1 范围

本《指南》规定了肱骨髁上骨折的诊断、辨证和治疗。

本《指南》适用于肱骨髁上骨折的诊断和治疗。

2 术语和定义

下列术语和定义适用于本《指南》。

肱骨髁上骨折 supracondylar fracture of the humerus

肱骨髁上骨折是指肱骨远端内、外髁上缘处的骨折，绝大多数发生在10岁以下的儿童。

3 诊断

3.1 诊断要点

3.1.1 病史

有明确的肘部直接或间接外伤史。

3.1.2 症状体征

伤后骨折局部疼痛、肿胀、压痛明显，有移位骨折时可触及异常活动及骨擦音，甚至有张力性水泡，肘后三角关系正常。

3.1.3 影像检查

X线摄片检查可明确骨折类型及移位情况。

3.2 分类

3.2.1 裂纹型

骨折端无明显移位，仅从X线片上可看到一条裂纹。

3.2.2 伸直型

折线由前下斜向后上，远折端向后移，近折端向前下方移位，前侧骨膜断裂，后面近侧骨膜剥离。骨折移位严重时，可伤及正中神经和肱动脉，肌肉或血管常可嵌夹于两断端间。

3.2.3 屈曲型

折线多由后下斜向前上，骨折远端向前向上移位。较严重的移位，近折端可刺入肱三头肌内或挫伤尺神经。此型很少发生血管神经损伤。

伸直型和屈曲型都可以再分为尺偏型、桡偏型，不论尺偏和桡偏，往往都伴有旋转移位，尺偏型远折端多内旋，桡偏型远折端多外旋。但是原始旋转移位往往在拍摄X光片时因摆放体位而改变。

3.3 鉴别诊断

肘关节脱位

有少数肱骨髁上骨折的骨折线位置较低，相当于骨骺线水平，使肱骨小头和滑车骨骺一起与肱骨干分离，称为肱骨远端骨骺分离。此型易误诊为肘关节脱位。儿童肘关节脱位极少见。肘关节脱位后肘后三角关系发生改变，而肱骨髁上骨折后肘后三角仍保持正常关系。

4 辨证

4.1 早期

伤后1~2周，肌肉、筋脉受损，血离经脉，瘀积不散，其主症是气血瘀滞而产生的局部肿胀、疼痛。

4.2 中期

伤后2~3周，虽损伤症状改善，肿胀及血脉瘀阻渐趋消退，疼痛逐步减轻，但瘀阻去而未尽，疼痛减而未止。

4.3 后期

受伤3周后,瘀肿已消,但筋骨尚未坚实,功能尚未完全恢复,气血亏损,体质虚弱。

5 治疗

5.1 治疗原则

本病以非手术治疗为主。对不稳定性骨折,特别是伸直尺偏型骨折,主要采用手法复位经皮穿针内固定术;开放复位内固定只适用于开放伤及合并严重血管神经损伤的患者。

5.2 非手术治疗

5.2.1 手法复位外固定疗法

5.2.1.1 复位方法

一助手握住患儿上臂,另一助手握住患儿前臂,两助手对抗持续牵引,纠正重叠移位,根据前臂的旋前旋后来矫正旋转移位。

矫正侧方移位:以尺偏型骨折为例。维持牵引下,术者两手分别置于上臂远段的前、后方,以两手2~5指固定骨折近端的外侧,两拇指置于骨折远端的内侧,并用力向外侧推按,使其复位。尽可能矫枉过正,以桡偏0.5cm为宜。若为桡偏移位,整复手法同上,但手指推按处和用力方向与尺偏型相反。必须注意,桡偏型骨折切不可矫枉过正,以防出现尺偏。

矫正前后移位:对于伸直型骨折,当重叠旋转及侧方移位矫正后,术者在维持上述位置的情况下,两拇指在患肢肘后顶住骨折远段的后方,用力向前推按,其余两手2~5指放于骨折近端的前方,并向后方按压,与此同时,助手将患肢肘关节屈曲至90°。如为屈曲型骨折,骨折远端向前方移位,术者以两拇指在患肢肘前顶住骨折远端的前方向后按压,两手2~5指置于骨折近端的后方,并向前方端提,同时助手将患肢肘关节伸展到50°。

5.2.1.2 固定方法

手法复位后,在肘上部衬以纱布垫,再缠以绷带3~4层。固定长度应上达三角肌中部水平,前侧板下端呈叉状,自肘前内外两侧向肘下延伸,内、外、后侧板均应超过肘关节。固定体位应根据不同骨折类型确定。伸直型骨折在鹰嘴后方加一梯形垫,以防止骨折远端后移;尺偏型骨折在骨折近端外侧及骨折远端内侧分别放一塔形垫,以防止骨折远端内翻;桡偏型骨折的内、外侧一般不放置纸垫,如移位较严重,可在骨折近端内侧及骨折远端外侧分别加一薄平垫,但此垫不可过厚,以防止矫枉过正而引起肘内翻畸形。用绑带捆好,最上方的腋下固定带应避免过紧,最下一条绑带将肘关节内、外、后三块超肘夹板在肘下作环状缠绕捆扎,即"封肘"。伸直型肘关节屈曲约90°位,屈曲型肘关节屈曲40°~60°位,悬吊前臂于胸前。固定后密切观察患肢血运情况,及时调整布带松紧度。在最初1周内可行X线透视2~3次,1周后如骨折稳定,3~4周后去外固定练功。

5.2.2 药物治疗

5.2.2.1 中药内治

5.2.2.1.1 早期:骨折早期瘀血不去则新血不生,皮肉筋骨失去正常濡养,修复之机受到影响,治当破瘀行气,消肿止痛。由于气血损伤的偏重,寒热各异,年龄及体质的强弱不同,因而在"破"法中又分以下各法。

5.2.2.1.1.1 行气活血法

主方:桃红四物汤(《医垒元戎》)加减。

常用药:桃仁、川芎、当归、赤芍、生地黄、红花、牡丹皮、制香附、延胡索。

5.2.2.1.1.2 攻下逐瘀法

主方:桃核承气汤(《伤寒论》)加减。

常用药:桃仁、桂枝、大黄、芒硝、甘草。

5.2.2.1.1.3 清热凉血法

主方：五味消毒饮（《医宗金鉴》）加减。

常用药：金银花、野菊花、蒲公英、紫花地丁、紫背天葵。

5.2.2.1.2 中期：伤损诸症经过早期治疗，肿胀消退，疼痛减轻，但瘀肿虽消而未尽，断骨虽连而未坚，其治疗以"和"法为主，具体分为和营止痛法、接骨续筋法。

5.2.2.1.2.1 和营止痛法

主方：和营止痛汤（《伤科补要》）加减。

常用药：赤芍、当归、川芎、苏木、陈皮、乳香、桃仁、川续断、乌药、没药、木通、甘草。

5.2.2.1.2.2 接骨续筋法

主方：续骨活血汤（《中医伤科讲义》）加减。

常用药：当归、赤芍、白芍、生地黄、红花、地鳖虫、骨碎补、煅自然铜、川续断、积雪草、乳香、没药。

5.2.2.1.3 后期：损伤日久，正气必虚，故后期宜采用"补"法，可分为补气养血法、补养脾胃法、补益肝肾法。此外，由于损伤日久，瘀血凝结，筋肌粘连挛缩，复感风寒湿邪，关节酸痛，屈伸不利者颇为多见，故后期除补养法外，舒筋活络法、温通经络法也较为常用。

5.2.2.1.3.1 补气养血法

主方：八珍汤（《丹溪心法》）加减。

常用药：当归、川芎、白芍、熟地黄、人参、白术、茯苓、炙甘草。

5.2.2.1.3.2 补益肝肾法

主方：壮筋养血汤（《伤科补要》）加减。

常用药：白芍、当归、川芎、川断、红花、生地黄、牛膝、牡丹皮、杜仲。

5.2.2.1.3.3 补养脾胃法

主方：补中益气汤（《内外伤辨惑论》）加减。

常用药：黄芪、人参、白术、炙甘草、当归、陈皮、升麻、柴胡、生姜、大枣。

5.2.2.1.3.4 舒筋活络法

主方：舒筋汤（《医略六书》）加减。

常用药：白芍、熟地黄、菊花、牡丹皮、牛膝、秦艽、白术、枸杞、玉竹。

5.2.2.1.3.5 温通经络法

主方：麻桂温经汤（《伤科补要》）。

常用药：麻黄、桂枝、红花、白芷、细辛、桃仁、赤芍、甘草。

肱骨髁上骨折除按骨折三期辨证用药之外，若出现骨折迟缓愈合者，应重用接骨续伤药，如土鳖虫、自然铜、骨碎补之类；闭合骨折若合并神经损伤，在骨折复位夹板固定后内服药还应加入行气活血、通经活络之品，如黄芪、地龙等。

5.2.2.2 中药外治

应用于肱骨髁上骨折的外用药主要有消瘀退肿的双柏膏、舒筋活血的舒筋活络膏、接骨续筋的驳骨散等。对于新伤瘀血积聚者可选用海桐皮汤；陈伤风湿冷痛、瘀血已初步消散者，可选用上肢损伤洗方。

5.2.2.3 中成药

沈阳红药胶囊：适用于骨折初期。

伤科接骨片、接骨七厘片：适用于骨折中期。

红药贴膏（气雾剂）：适用于骨折后期。

5.3 手术治疗

5.3.1 微创经皮穿针内固定术

有移位的闭合骨折，无严重血管、神经合并证，但局部肿胀较重，甚至有张力性水泡，不适合应用夹板外固定者，可行微创经皮穿针内固定术。

5.3.2 切开复位内固定术

伤口超过2cm或伤口小于2cm但污染严重的开放骨折，合并严重血管、神经损伤，骨折端有软组织嵌夹、闭合复位失败者，患者或家属坚决要求解剖复位者，可行切开复位内固定术。

5.3.3 截骨矫形术

闭合复位固定后致肘内、外翻者，可行截骨矫形术。

5.3.4 肘关节融合术

闭合复位固定或手术治疗术后骨化性肌炎形成、肘关节功能严重障碍者，可行肘关节融合术。

5.4 功能锻炼

骨折复位固定后即可开始手指、腕关节的屈伸活动。术后1～2周在早期活动的基础上加作双肩关节的锻炼运动。可逐渐作肘关节的各种活动，重点是肘关节屈伸活动。

骨 盆 骨 折

1 范围

本《指南》规定了骨盆骨折的诊断、辨证和治疗。

本《指南》适用于骨盆骨折的诊断和治疗。

2 术语和定义

下列术语和定义适用于本《指南》。

骨盆骨折 pelvic fracture

骨盆骨折是以局部疼痛、肿胀，会阴部、腹股沟部或腰部可出现皮下瘀斑，下肢活动和翻身困难，患侧下肢可有短缩畸形为主要表现，发生在骶骨、尾骨、髋骨、耻骨、坐骨等部位的骨折。

3 诊断

3.1 诊断要点

3.1.1 病史

有外伤史。

3.1.2 症状和体征

骨盆局部疼痛、肿胀、畸形、皮下瘀血和皮肤挫擦伤痕，腹股沟、大腿近端、会阴、阴囊有皮下出血或血肿。骨折处有明显压痛，髋关节及下肢活动时疼痛，功能障碍。

3.1.3 特殊检查

3.1.3.1 骨盆挤压、分离试验

患者仰卧位，检查者用两手分别压在两侧髂嵴上，用力向外下方挤压，称为骨盆分离试验。反之，双手将两侧髂骨翼向中心相对挤压，称为骨盆挤压试验。能诱发疼痛者为阳性，提示骨盆骨折，骨盆环完整性被破坏。

3.1.3.2 "4"字试验

患者仰卧，髋关节屈曲、外展、外旋，将检查侧外踝放在伸直的健侧腿的膝上方，检查者以一手按住对侧髂嵴部，另一手将屈曲膝关节内侧向下按压，如引起患者疼痛，试验结果为阳性，提示骶髂关节损伤。

3.1.3.3 直腿抬高试验

患者缓慢将下肢直腿抬高，引发骨盆部疼痛为阳性，对骨盆骨折有诊断意义。

3.1.3.4 肛门指诊

可触及移位的尾椎骨折。

3.1.4 影像学诊断

3.1.4.1 X线检查

骨盆前后位、入口位和出口位X线片可确诊骨盆骨折。

3.1.4.2 CT检查

对骨盆后环损伤、髋臼骨折、微小移位的骨盆骨折患者应行CT检查。CT检查能提示骨折周围软组织的损伤情况及盆腔血肿范围。

3.1.4.3 螺旋CT及其三维重建

无特殊体位要求，对受检部位的图像采集能在短时间内一次完成，适用于伤情危重的骨盆骨折和多发伤患者。能够立体显示骨折特征，达到近似直观解剖标本的效果，可用于测量骨折的三维移位，避免对损伤细节的遗漏。

3.1.4.4　MRI

可发现骨盆骨折并发的盆腔脏器的破裂，血管、神经、肌肉、韧带等软组织损伤及隐匿的骨盆骨折。

3.1.4.5　X线数字减影（DSA）

骨盆骨折并发大血管的损伤时，此法既可明确诊断，又可及时栓塞大血管而起到治疗作用。

3.2　分类

3.2.1　A型（稳定型）：骨盆环骨折，移位不大未破坏骨盆环的稳定性，如髂前上棘撕脱骨折，髂翼骨折等。

3.2.2　B型（旋转不稳定型）：骨盆的旋转稳定性遭受破坏，但垂直方向并无移位仅发生了旋转不稳定。根据损伤机制不同，分为B1开书型即前述分离型骨折：骨盆裂开＜2.5cm或骨盆裂开＞2.5cm；B2骨盆侧方压缩骨折，即压缩型，受伤的同侧发生骨折；B3骨盆受侧方压缩使对侧发生骨折，同前述压缩型骨折。

3.2.3　C型（旋转与垂直不稳定）：骨盆骨折既发生旋转移位，又发生垂直移位。C1单侧骶髂关节脱位；C2双侧骶髂关节脱位、骶髂关节脱位并有髋臼骨折。

3.3　鉴别诊断

耻骨联合分离症：是指骨盆前方两侧耻骨纤维软骨联合处，因外力而发生微小的错移，表现为耻骨联合距离增宽或上下错动，出现局部疼痛和下肢抬举困难等功能障碍的软组织损伤性疾病。也称耻骨联合错缝。

4　辨证

4.1　早期

伤后1~2周，肌肉、筋脉受损，血离经脉，瘀积不散，其主症是气血凝滞而产生的局部肿胀、疼痛。

4.2　中期

伤后2~3周，虽损伤症状改善，肿胀瘀阻渐趋消退，疼痛逐步减轻，但瘀阻去而未尽，疼痛减而未止。

4.3　后期

受伤3周后，瘀肿已消，但筋骨尚未坚实，功能尚未完全恢复，气血亏损，体质虚弱。

5　治疗

5.1　治疗原则

对骨盆骨折并多发伤者的治疗原则是：首先治疗威胁生命的损伤，其次设法保留损伤的肢体，而后及时有效的治疗骨盆骨折。对骨盆骨折出血严重，出现休克者应及时输血、补充血容量、镇痛、制动等，以纠正休克。可使用抗休克裤及骨盆外固定支架固定骨折。经上述治疗仍不能纠正休克时，应及早行手术探查，结扎损伤的血管。如排除腹腔脏器损伤引起的出血，应行血管造影术，如为动脉出血可做经导管动脉栓塞止血术。髂总动脉、髂外动脉的破裂及静脉破裂导致的出血应手术处理。合并尿道、膀胱、直肠损伤者，应及时手术治疗。

5.2　非手术治疗

5.2.1　手法复位外固定疗法

5.2.1.1　复位方法

5.2.1.1.1　稳定性骨盆边缘骨折和无明显移位的骨盆环一处骨折：卧床休息3~4周。髂前上棘骨折患者置于屈髋位；坐骨结节骨折置于伸髋位。

5.2.1.1.2　髂前上下棘骨折：骨折块有移位者，应予以手法复位。患者仰卧，患侧膝下垫高，使髋关节呈半屈曲位，术者用拇指、食指捏挤按压骨折块，使其复位。

5.2.1.1.3　坐骨结节骨折：患者健侧卧位，使患髋伸直，膝屈曲，术者用双手拇指按压，使骨折块复位。复位后患侧肢体置于伸髋、屈膝位，以松弛腘绳肌，防止再移位。

5.2.1.1.4　尾椎骨折脱位：患者取侧卧屈髋屈膝位。术者戴手套，食指或中指蘸润滑油，缓慢伸入肛门内，摸清骨折或脱位处，食指或中指在骨折端前方，拇指在皮外之后方，二指相对用力，扣住向前移位的骨折块，向后推挤使其复位。

5.2.1.1.5　双侧耻骨上下支骨折：致骨盆环的前方中间段向上移位，整复时患者仰卧屈髋，助手把住腋窝向上牵引，术者双手扣住耻骨联合处，将骨折块向前下方扳提，待耻骨联合之两侧骨折端平齐时，术者以两手分别置于双侧髂骨部，向内对挤，使骨折端靠拢、嵌插稳定。

5.2.1.1.6　一侧耻骨上下支骨折：合并骶髂关节脱位或髂骨翼骨折，或耻骨联合分离合并髂骨翼骨折，或骶髂关节脱位，伤侧下肢向上移位者，在病情稳定后，在硬膜外麻醉下手法复位。患者仰卧位，上方助手把住腋窝，下方助手握患肢踝部，作对抗牵引。术者将患侧髂骨向外轻轻推压，使骨折部离而复合。助手将患侧下肢略外展，轻轻牵引双下肢，术者用双手将患侧髂骨嵴向远侧端推挤，矫正向上移位，此时可听到骨折复位的响声。患者改为侧卧位，术者用手掌挤压髂骨翼，使骨折端互相靠拢、嵌插。

5.2.1.2　固定方法

5.2.1.2.1　髂前上下棘骨折：复位后可采取屈髋屈膝位，同时在伤处垫一平垫，用多头带或骨盆束带固定3～4周。

5.2.1.2.2　骨盆环双弓断裂有移位骨折：应给予有效的固定和牵引。对于双侧耻骨上下支或一侧耻骨上下支骨折伴耻骨联合分离者，复位后可用多头带固定或用骨盆兜带将骨盆兜住，吊于牵引床的纵杆上4～6周。

5.2.1.2.3　耻骨联合分离：合并髂骨翼骨折或骶髂关节脱位，骨折块连同伤肢向上移位者，复位后患者骶部和髂部垫薄棉垫，用束带固定骨盆。同时在患侧下肢行持续皮牵引，重量约4～6kg。早期禁坐，以免骨折再移位。

5.2.1.2.4　其他：骨盆骨折合并多发性损伤、出血性休克，有明显移位的不稳定和旋转不稳定型骨盆骨折，稳定骨盆骨折伴四肢开放性损伤，及多发伤、高龄或伴有严重心肺疾患者，应选用外固定器治疗。

5.2.2　药物治疗

5.2.2.1　中药内治

5.2.2.1.1　早期：骨折早期瘀血不去则新血不生，皮肉筋骨失去正常濡养，修复之机受到影响，治当破瘀行气，消肿止痛为法。由于气血损伤的偏重，寒热的各异，年龄及体质的强弱不同，在"破"法中又分以下各法。

5.2.2.1.1.1　行气活血法

　　主方：桃红四物汤（《医垒元戎》）加减。

　　常用药：桃仁、川芎、当归、赤芍、生地黄、红花、牡丹皮、制香附、延胡索。

5.2.2.1.1.2　攻下逐瘀法

　　主方：桃核承气汤（《伤寒论》）加减。

　　常用药：桃仁、桂枝、大黄、芒硝、甘草。

5.2.2.1.1.3　清热凉血法

　　主方：五味消毒饮（《医宗金鉴》）加减。

　　常用药：金银花、野菊花、蒲公英、紫花地丁、紫背天葵。

5.2.2.1.1.4　回阳救逆法

　　主方：急服参附汤（《正体类要》）。

常用药：人参、附子等。

5.2.2.1.2　中期：伤损诸症经过早期治疗，肿胀消退，疼痛减轻，但瘀肿虽消而未尽，断骨虽连而未坚，治疗以"和"法为主，具体分为和营止痛法、接骨续筋法。

5.2.2.1.2.1　和营止痛法

主方：和营止痛汤（《伤科补要》）加减。

常用药：赤芍、当归、川芎、苏木、陈皮、乳香、桃仁、川续断、乌药、没药、木通、甘草。

5.2.2.1.2.2　接骨续筋法

主方：续骨活血汤（《中医伤科讲义》）加减。

常用药：当归、赤芍、白芍、生地黄、红花、地鳖虫、骨碎补、煅自然铜、川续断、积雪草、乳香、没药。

5.2.2.1.3　后期：损伤日久，正气必虚，故后期宜采用"补"法，可分为补气养血法、补养脾胃法、补益肝肾法。此外，由于损伤日久，瘀血凝结，筋肌粘连挛缩，复感风寒湿邪，关节酸痛，屈伸不利者颇为多见，故后期除补养法外，舒筋活络法、温通经络法也较常用。

5.2.2.1.3.1　补气养血法

主方：八珍汤（《丹溪心法》）加减。

常用药：当归、川芎、白芍、熟地黄、人参、白术、茯苓、炙甘草。

5.2.2.1.3.2　补益肝肾法

主方：壮筋养血汤（《伤科补要》）加减。

常用药：白芍、当归、川芎、川断、红花、生地黄、牛膝、牡丹皮、杜仲。

5.2.2.1.3.3　补养脾胃法

主方：补中益气汤（《内外伤辨惑论》）加减。

常用药：黄芪、人参、白术、炙甘草、当归、陈皮、升麻、柴胡、生姜、大枣。

5.2.2.1.3.4　舒筋活络法

主方：舒筋汤（《医略六书》）加减。

常用药：白芍、熟地黄、菊花、牡丹皮、牛膝、秦艽、白术、枸杞、玉竹。

5.2.2.1.3.5　温通经络法

主方：麻桂温经汤（《伤科补要》）。

常用药：麻黄、桂枝、红花、白芷、细辛、桃仁、赤芍、甘草。

5.2.2.2　中药外治

应用于骨盆骨折的外用药主要有消瘀退肿的双柏膏、舒筋活血的舒筋活络膏、接骨续筋的驳骨散等。对于新伤瘀血积聚者，可选用海桐皮汤；陈伤风湿冷痛、瘀血已初步消散者，可选用下肢损伤洗方。

5.2.2.3　中成药

沈阳红药胶囊：适用于骨折初期。

伤科接骨片、接骨七厘片：适用于骨折中期。

红药贴膏（气雾剂）：适用于骨折后期。

5.3　手术治疗

5.3.1　适应证

合并腹部或盆腔脏器、血管、神经损伤，处理上述损伤后可行内固定治疗；垂直不稳定型骨盆骨折；耻骨联合绞锁或明显重叠移位，或分离超过2.5cm，闭合复位失败者；骶髂关节骨折脱位，不能满意复位者；骨盆环损伤合并髋臼骨折者。

5.3.2 手术方法

5.3.2.1 前方内固定

耻骨联合分离、会阴区有移位骨折以及合并前柱的髋臼骨折患者适用。

5.3.2.2 后方内固定

后骶髂结构复位不良、多发创伤、开放的后方骨盆骨折以及骨盆骨折合并后柱的髋臼骨折患者适用。

5.3.2.3 血管损伤探查术

合并有血管损伤应行手术探查，骨折内固定，并修复损伤血管。

5.4 功能锻炼

5.4.1 稳定型（后方弓完整）

伤后第一周练习下肢肌肉收缩及踝关节屈伸活动。伤后第二周练习腰背肌及股四头肌，练习髋关节与膝关节的屈伸活动。伤后第三周可扶拐下地站立活动。

5.4.2 不稳定型（后弓损伤）

牵引期间在床上练习腰背肌及股四头肌，加强下肢肌肉舒缩和关节屈伸活动，解除固定后即可扶拐站立与步行锻炼。

股骨粗隆间骨折

1 范围

本《指南》规定了股骨粗隆间骨折的诊断、辨证和治疗。

本《指南》适用于股骨粗隆间骨折的诊断和治疗。

2 术语与定义

下列术语和定义适用于本《指南》。

股骨粗隆间骨折 femoral intertrochanteric fracture

股骨粗隆间骨折又称转子间骨折，是指股骨颈基底部至小粗隆水平以上部位的骨折。本病多见于老年人，因股骨粗隆部血运丰富，骨折可通过非手术治疗获得骨性愈合，但长期卧床容易并发一些危及生命的合并证；复位不良或负重过早，易导致骨折畸形愈合，遗留髋内翻、下肢短缩和外旋畸形。

3 诊断

3.1 诊断要点

3.1.1 病史

股骨粗隆间骨折多见于老年人。老年人因骨质疏松，跌倒时下肢突然扭转或急剧过度外展或内收，或外力直接冲击大粗隆即可发生骨折。

3.1.2 症状体征

伤后髋部疼痛，不能站立或行走。局部疼痛、肿胀、压痛和功能障碍均较明显，有时髋外侧、会阴部可见皮下瘀血斑。移位型骨折肢体多呈短缩、内收、外旋畸形，严重者可达90°外旋；无移位的嵌插骨折或移位较少的稳定骨折，上述症状比较轻微。叩击足跟部常引起患处剧烈疼痛。内拉通（Nelaton）线、布瑞安（Bryant）三角、休梅克（Schoemaker）线等均为阳性，Kaplan交点偏向健侧脐下。

内拉通（Nelaton）线：又称髂、坐骨结节连线。患者仰卧，由髂前上棘至坐骨结节画一连线，正常人此线经过大粗隆的顶部，若大粗隆顶部在该线上方或下方，则表示有病理变化。记录大粗隆上移后长度。若高出此线1cm以内，则不能视为病理现象。

布瑞安（Bryant）三角：又称大粗隆与髂前上棘间的水平距离。患者仰卧，自髂前上棘向床面作一垂线，再由大粗隆顶点作一水平线，两线的交点：与大粗隆顶点间的距离与健侧比较，若大粗隆上移，则此距离比健侧缩短。

休梅克（Schoemaker）线与卡普兰（kaplan）交点：患者仰卧，两髋伸直放在中立位，两侧髂前上棘在同一水平，分别从两侧大粗隆尖部经过髂前上棘引一直线到腹壁，此线称Schoemaker线。正常者两侧延长线应在脐部或脐以上交叉，两线的交点称Kaplan交点。如一侧大粗隆向上移位，则此点位于对侧或脐下，说明股骨头、颈有缩短性病变，如股骨颈骨折、股骨粗隆间骨折。

3.1.3 影像检查

X线片可明确诊断与分型。

3.2 分类

3.2.1 Jensen改良的Evans分型

基于大小粗隆是否受累及复位后骨折是否稳定，分为五型。

Ⅰ型：2个骨折片段，骨折无移位。

Ⅱ型：2个骨折片段，骨折有移位。

Ⅲ型：3个骨折片段，因为移位的大粗隆片段而缺乏后外侧支持。

Ⅳ型：3个骨折片段，由于小粗隆或股骨矩骨折，缺乏内侧支持。

Ⅴ型：3个骨折片段，缺乏内侧和外侧的支持，为Ⅲ型和Ⅳ型的结合。

这一分型方法为判断复位后的稳定性和骨折再次移位的风险提供了较为可靠的预测。

3.2.2 AO分型

A1型：经转子的简单骨折（两部分），内侧骨皮质仍有良好的支撑，外侧骨皮质保持完好。

A2型：经转子的粉碎骨折，内侧和后方骨皮质在数个平面上破裂，但外侧骨皮质保持完好。

A3型：反转子间骨折，外侧骨皮质也有破裂。

AO分型既对于股骨转子间骨折具有形态学描述，又可对于预后作出判断，同时在内固定物的选择方面也给出建议。

3.3 鉴别诊断

股骨粗隆间骨折和股骨颈骨折的受伤姿势，临床表现大致相同，两者容易混淆，应注意鉴别诊断。一般说来，粗隆间骨折因局部血运丰富，肿胀、瘀斑明显，疼痛亦较剧烈，症状都比股骨颈骨折严重；前者的压痛点多在大粗隆部，后者的压痛点多在腹股沟韧带中点的外下方。X线片可帮助鉴别。

4 辨证

4.1 早期

伤后1~2周，肌肉、筋脉受损，血离经脉，瘀积不散，其主症是气血瘀滞而产生的局部肿胀、疼痛。

4.2 中期

伤后2~3周，虽损伤症状改善，肿胀瘀阻渐趋消退，疼痛逐步减轻，但瘀阻去而未尽，疼痛减而未止。

4.3 后期

受伤3周后，瘀肿已消，但筋骨尚未坚实，功能尚未完全恢复，气血亏损，体质虚弱。

5 治疗

5.1 治疗原则

对各型股骨粗隆间骨折，均可采用非手术牵引治疗而获得骨性愈合。因牵引疗法卧床时间长，较易出现髋内翻及各种卧床并发症，近年来多数学者倾向于手术治疗，然而手术治疗须广泛剥离，创伤大，失血多，麻醉风险高，手术死亡率和并发症仍较高。股骨粗隆间骨折的治疗目的是防止发生髋内翻畸形，具体方法应根据骨折类型、移位情况、患者年龄和全身情况，分别采取不同方法。

5.2 非手术疗法

5.2.1 闭合复位疗法

5.2.1.1 复位方法

患者仰卧，术者立于患侧。以右侧为例，术者右手握住踝部，左前臂套着小腿近端，使患者髋、膝关节均屈曲90°，沿股骨干纵轴向上牵引，使骨折远端向近端靠近，然后依次内旋、外展，并伸直髋、膝关节，使骨折复位。放松牵引后，如患肢保持中立位，表明复位成功。

5.2.1.2 牵引方法

适用于所有类型的粗隆间骨折，尤其适用于无移位的稳定性骨折并有较重内脏疾患不适合手术者。手法复位成功后，一般均可行股骨髁上持续骨牵引。维持屈髋屈膝各15°~30°，外展30°，足部中立位牵引，牵引重量要足够大，复位后维持牵引，重量不得少于体重的1/10。如果牵引后复位欠佳，则可采用股骨颈骨折整复方法（顺粗隆间骨折）或端提、挤按方法（反粗隆间骨折）整复，然后维持髁上牵引固定。一般维持牵引8~12周，每月拍片复查，可根据X线表现作出体位调整，骨折愈合初步坚实后去牵引。

5.2.2　药物治疗

5.2.2.1　中药内治

与股骨颈骨折用药基本相同，把保全生命放在第一位。辨证运用中药，不可用峻猛的药物攻下，若需用下法，可用润肠通便法，亦可用攻补兼施的方法。

5.2.2.1.1　气虚血瘀证

症状：精神不振，面色无华，头晕目眩，四肢萎软无力；或伤后日久，瘀肿不消，舌淡，脉细无力。

病机：气虚无力，血行瘀滞。

治法：益气活血。

主方：八珍汤（《丹溪心法》）加减。

5.2.2.1.2　气滞血瘀证

症状：患肢肿胀，腿部肌肉紧张；或可见皮肤青筋外露、身微热，舌紫暗或有瘀斑，苔薄，脉弦涩。

病机：气滞血瘀，筋络不通。

治法：活血通络。

主方：桃红四物汤（《医垒元戎》）加减。

5.2.2.1.3　痰瘀化热证

症状：患处肿硬、灼热、刺痛，胸闷，或咯黄黏痰，舌暗红，苔黄腻，脉弦涩。

病机：痰瘀互结，日久化热。

治法：祛瘀化痰，泻热除火。

主方：清金化痰汤（《医学统旨》）加减。

5.2.2.1.4　肠燥津亏证

症状：大便干燥、艰涩难下，腹胀作痛，口渴，舌干少津，脉弦涩。

病机：津液亏损，肠失濡润。

治法：润肠通便。

主方：麻仁丸（《伤寒论》）加减。

5.2.2.1.5　肝肾不足证

症状：骨折愈合缓慢，骨质疏松，筋骨萎软无力。

病机：年老体弱，肝肾不足。

治法：补益肝肾。

主方：左归丸或右归丸（《景岳全书》）加减。

5.2.2.2　中成药

伤科接骨片：适用于骨折早期。

接骨七厘片：适用于骨折中期。

沈阳红药胶囊（片）、红药贴膏（气雾剂）：适用于骨折后期。

5.3　手术治疗

5.3.1　手法整复经皮穿针外固定架固定术

各种类型成人股骨粗隆间骨折及小儿股骨粗隆间骨折适用本法。

5.3.2　切开复位内固定或经皮髓内钉固定术

各种类型成人股骨粗隆间骨折适用本法。

5.3.3　人工关节置换术

股骨粗隆间骨折一期行人工关节置换较少，可考虑应用于老年不稳定性粗隆间骨折，或有严重的骨质疏松且骨折明显粉碎时的患者。对股骨粗隆间骨折不愈合及固定失败的患者，亦是一种有效的方法。

5.4 功能锻炼

牵引期间可逐步坐起，锻炼髋关节屈伸功能；复位、固定后即应积极行股四头肌等长收缩和踝关节主动屈伸锻炼，并积极行全身锻炼，以预防长期卧床并发症。手术后第二天，可适度坐起；无移位骨折在6周左右，X线照片示骨痂生长良好时，可在双拐保护下不负重下地行走；有移位骨折卧床8～12周后，如X线照片显示骨折临床愈合，可不负重下地行走；待X线照片显示骨折愈合良好后可除拐负重行走，进行髋、膝关节功能锻炼。

股骨颈骨折

1 范围

本《指南》规定了股骨颈骨折的诊断、辨证和治疗。

本《指南》适用于股骨颈骨折的诊断和治疗。

2 术语和定义

下列术语和定义适用于本《指南》。

股骨颈骨折 fracture of neck of femur

股骨颈骨折是指股骨头下至股骨颈基底部之间的骨折。股骨颈骨折多见于 50～70 岁以上的人群，伤后往往需长期卧床，容易并发一些危及生命的合并证，如肺炎、下肢深静脉血栓、心力衰竭、脑血管意外、精神失常、尿路感染、褥疮等，因而其死亡率较高。移位明显的股骨颈骨折，因支配股骨头的血供破坏严重，且骨折部位承受较大的剪力，因此易发生骨折延迟愈合、不愈合，继发股骨头坏死、创伤性关节炎；骨折愈合后过早负重活动仍有可能发生股骨头坏死。

3 诊断

3.1 诊断要点

3.1.1 病史

本病好发于老年人，多有明确外伤史，如平地滑倒，或由床上跌下，或下肢突然扭转。个别患者无明显外伤史，亦可引起骨折。青壮年患者则多见于交通创伤或高处坠落伤等高能量损伤。

3.1.2 症状体征

伤后髋部疼痛，不能站立、行走，任何方向的髋关节均能引起局部剧烈疼痛；无明显肿胀或皮下瘀斑，腹股沟中点压痛明显，股骨大粗隆及足跟叩击痛；无移位的线形或嵌插型骨折，伤后尚可勉强行走或骑车；肢体可出现旋转和/或短缩畸形。

3.1.3 影像检查

3.1.3.1 X线检查

患髋正侧位 X 线片为股骨颈骨折的常规检查，应注意观察骨折端错位、成角、旋转及折端有无骨皮质皱褶、碎片，股骨颈有无病理性改变及髋关节形态等。有些无移位的骨折，伤后 X 线片并不能显示骨折线。凡怀疑股骨颈骨折而 X 线片上暂未见骨折线者，仍宜按骨折处理，2～3 周后拍片复查。建议初次拍片时加拍骨盆平片，以与健侧进行对比。

3.1.3.2 CT、MRI检查

X 线片上难以诊断的可疑股骨颈骨折，行 CT 或 MRI 检查可明确有无骨折及移位方向；症状体征不典型而 X 线、CT 检查可疑的患者，应于伤后 2 周再次复查，一般不易漏诊。

3.2 分类

3.2.1 按骨折线部位分类

分为头下型、头颈型、颈中型、基底型四类。

3.2.2 按骨折线走行方向分类

Linton 角 <30° 为外展型股骨颈骨折，Linton 角 >50° 为内收型股骨颈骨折，Linton 角在 30°～50° 为中间型股骨颈骨折。

3.2.3 按骨折移位程度分类（Garden 分类法）

Ⅰ型为股骨颈不全骨折；Ⅱ型为完全骨折，但无移位或仅轻度移位；Ⅲ型为完全骨折，部分移位；Ⅳ为完全移位，断端完全分离。

3.2.4 其他分类法

3.2.4.1 按骨折原因分类

分为外伤性及病理性股骨颈骨折（如股骨颈原发或转移性骨肿瘤、骨髓炎、骨结核、骨纤维异样增殖症及甲状腺功能亢进症等）、医源性股骨颈骨折（如先天性髋关节脱位复位用力不当、慢性骨髓炎不恰当地摘除大块死骨等均可造成骨折）。

3.2.4.2 按骨折发生的时间分类

分为新鲜和陈旧性股骨颈骨折。后者包括伤后时间超过3周或经治疗而未愈合者。

3.3 鉴别诊断

3.3.1 股骨粗隆间骨折

股骨粗隆间骨折和股骨颈骨折的受伤姿势、临床表现大致相同，两者容易混淆，应注意鉴别诊断。一般说来，股骨粗隆间骨折因局部血运丰富，肿胀、瘀斑明显，疼痛亦较剧烈，症状比股骨颈骨折严重；前者的压痛点多在大粗隆部，后者的压痛点多在腹股沟韧带中点的外下方，X线片可资鉴别。

3.3.2 髋关节后脱位

髋关节后脱位和股骨颈骨折均有外伤史，表现为患髋疼痛、活动障碍，但前者有脱位的特有体征，如髋关节弹性固定于屈曲、内收、内旋位，足尖触及健侧足背，患肢外观变短，腹股沟部关节空虚，髂骨后可摸到隆起的股骨头，大转子上移，高出Nelaton线。

4 辨证

4.1 早期

伤后1～2周，肌肉、筋脉受损，血离经脉，瘀积不散，其主症是气血瘀滞而产生的局部肿胀、疼痛。

4.2 中期

伤后2～3周，虽损伤症状改善，肿胀瘀阻渐趋消退，疼痛逐步减轻，但瘀阻去而未尽，疼痛减而未止。

4.3 后期

受伤3周后，瘀肿已消，但筋骨尚未坚实，功能尚未完全恢复，气血亏损，体质虚弱。

5 治疗

5.1 治疗原则

股骨颈骨折治疗方法比较复杂，应根据骨折类型、移位程度和伤后时间以及患者的年龄、全身情况等全面考虑，以选定最佳治疗方案。无移位或嵌插型骨折可行牵引治疗；移位明显但手法复位较易者可行经皮多钉内固定术治疗，难以复位者可选择切开复位多钉内固定术，配合带肌蒂或血管蒂骨瓣植入术，以提高骨折愈合率；年龄在60岁以上，GardenⅢ、Ⅳ型骨折，能耐受手术创伤及麻醉者，宜选用人工股骨头置换术或人工全髋关节置换术。同时根据中医骨伤科三期辨证配合内服及外用药物进行治疗。

5.2 非手术治疗

适用于无移位、嵌插型或移位虽大但手法复位较容易的股骨颈骨折；或患有多种疾病、全身情况差，有手术禁忌证者。采用一定的方法进行复位，复位后卧床休息，患肢使用丁字鞋或皮肤牵引保持外展中立位，时间为8～12周。经摄片骨折已连接后，可持拐下地活动；弃拐负重行走则需半年或更长时间。

5.2.1 闭合复位疗法

准确良好的复位是内固定成功、骨折愈合及减少并发症的先决条件。移位的股骨颈骨折多先采用闭合复位，应尽早进行。闭合复位后，多配合经皮或小切口闭合穿钉内固定。

5.2.1.1 手法整复复位法

5.2.1.1.1 顺势牵引内收内旋法：麻醉后患者仰卧，助手固定骨盆，术者左手托住膝部，右手握住踝部，使髋、膝关节屈曲约30°左右，大腿外旋、轻度外展，顺势牵引，然后徐徐将患肢内旋伸直，并保持患肢内旋20°、外展20°位固定。

5.2.1.1.2 屈髋屈膝法：麻醉后患者仰卧，助手固定骨盆，术者一手握住患肢踝部，另一手前臂套住患肢腘窝，使髋、膝关节屈曲约60°，沿股骨干轴线向上牵引，然后在伸髋的过程中内旋患肢，纠正骨折向前的成角，使骨折面扣紧，最后使患肢伸直，保持患肢外展15°~20°、内旋20°，髋、膝屈曲15°~20°位固定。

5.2.1.1.3 其他方法：若骨折端后方压缩或缺损，骨折复位后残留向前成角畸形，单纯内旋患肢不能纠正时，可用下法：一助手牵引患肢，术者一手压于股骨颈前方向下用力，一手扣住大转子，同时用力向上端提，助手在牵引下再将患肢强力内旋，向前成角即可纠正。

5.2.1.2 骨牵引逐步复位法

局麻下行胫骨结节或股骨髁上骨牵引。根据骨折移位情况，调整下肢的位置及牵引重量，牵引2~3天后，行床旁正侧位X线片检查，如短缩畸形已纠正，则将患肢由内收位改为中立位，或外展位改为内旋位，以纠正骨折的向前移位，直至获得满意的复位。此治疗应在1周内完成。

5.2.1.3 牵引床快速牵引复位法

麻醉下，患者仰卧于牵引床上，会阴部以立柱挡住，两足固定在骨折台的足托上，双下肢伸直，各外展30°，旋转骨折台的螺旋，使患肢在适当位置向下牵引，以纠正骨折的重叠移位，然后将患肢内旋20°，并内收至中立位或稍外展，最后叩击大粗隆，使骨折嵌插，即可复位。复位时，应注意保持骨盆对称，防止骨盆倾斜；牵引力勿过大，以免骨折断端分离，造成骨折不愈合。

5.2.2 药物治疗

5.2.2.1 中药内治

股骨颈骨折多见于老年人，应把保全生命放在第一位。辨证运用中药，不能照搬骨折三期用药方法。要细心观察全身和局部的病理反应，把防治并发症放在重要位置，正确处理扶正和祛邪的关系，维持机体的动态平衡。

5.2.2.1.1 气虚血瘀证

症状：精神不振，面色无华，头晕目眩，四肢萎软无力；或伤后日久，瘀肿不消，舌淡，脉细无力。

病机：气虚无力，血行瘀滞。

治法：益气活血。

主方：八珍汤（《丹溪心法》）加减。

5.2.2.1.2 气滞血瘀证

症状：患肢肿胀，腿部肌肉紧张；或可见皮肤青筋外露、身微热，舌紫暗或有瘀斑，苔薄，脉弦涩。

病机：气滞血瘀，筋络不通。

治法：活血通络。

主方：桃红四物汤（《医垒元戎》）加减

5.2.2.1.3 痰瘀化热证

症状：患处肿硬、灼热、刺痛，胸闷，或咯黄黏痰，舌暗红，苔黄腻，脉弦涩。

病机：痰瘀互结，日久化热。

治法：祛瘀化痰，泻热除火。

主方：清金化痰汤（《医学统旨》）加减。

5.2.2.1.4 肠燥津亏证

症状：大便干燥、艰涩难下，腹胀作痛，口渴，舌干少津，脉弦涩。

病机：津液亏损，肠失濡润。

治法：润肠通便。

主方：麻子仁丸（《伤寒论》）加减。

5.2.2.1.5 肝肾不足证

症状：骨折愈合缓慢，骨质疏松，筋骨萎软无力。

病机：年老体弱，肝肾不足。

治法：补益肝肾。

主方：左归丸或右归丸（《景岳全书》）加减。

5.2.2.2 中成药

伤科接骨片：适用于骨折早期。

接骨七厘片：适用于骨折中期。

沈阳红药胶囊（片）、红药贴膏（气雾剂）：适用于骨折后期。

5.3 手术治疗

5.3.1 经皮或小切口闭合穿钉内固定疗法

5.3.1.1 多针内固定

选用3枚以上的钢针，如骨圆针、三角针、鳞纹钉、螺纹针等，从不同角度、不同平面穿入固定骨折。固定强度高，操作简单，可经皮穿刺，减少损伤及感染几率。

5.3.1.2 加压螺丝钉或加压空心钉内固定

具有加压作用，使骨折面紧密接触，有利于骨折的稳定和愈合，临床采用较多。

5.3.1.3 滑动式内固定

装置由固定钉和带柄套筒组成。当骨折面有吸收时，固定钉可在套筒内滑动，保持骨折端的紧密接触。常用的有Richard钉及Pugh钉等。

5.3.1.4 外固定支架固定术

小儿、青少年等股骨头骨骺未闭的股骨颈骨折多用。

5.3.2 切开复位内固定疗法

5.3.2.1 适应证

闭合复位不满意、中青年的股骨颈陈旧骨折，可考虑切开复位内固定术。内固定物可选用加压螺钉，同时利用带肌蒂或血管蒂的骨瓣植入骨折端，有利于骨折愈合及缺血的股骨头再血管化。

5.3.2.2 常用的骨瓣移植方法

5.3.2.2.1 带股方肌骨瓣移植术：适用于股骨颈后方骨缺损者。

5.3.2.2.2 带旋髂深血管蒂的髂骨瓣移植术/带缝匠肌蒂髂骨瓣移植术：适用于股骨颈前方骨缺损者。

5.3.3 人工髋关节置换术

5.3.3.1 适应证

年龄在60岁以上，骨折明显移位、头下型、股骨颈后方粉碎骨折等难以达到牢靠固定者，均可采用人工关节置换术，分为人工股骨头置换及全髋关节置换两种。假体置换后，有利于减少卧床并发症，消除了股骨颈骨折不愈合及缺血性坏死的危险。

5.3.3.2 术式选择

对仅在室内活动的高龄患者，骨折线位置高，骨折不愈合、股骨头缺血坏死可能性高，可考虑行人工股骨头置换术。如患者骨质及全身条件好，可选生物型全髋关节，严重骨质疏松患者可选用水泥型全髋关节。

5.4 功能锻炼

加强全身锻炼，进行深呼吸、有意识的咳嗽，并拍击后背以排痰。积极进行健康肢体的锻炼，进行患肢股四头肌舒缩、踝关节和足趾屈伸活动，防止肌肉萎缩和关节僵硬的发生。

单纯牵引或穿"丁"字鞋者，伤后1~2个月视骨折愈合情况，逐步练习膝关节被动屈伸、床边坐起，以进行股四头肌肌力训练。骨折愈合后扶拐的患肢宜逐步负重下床练习行走。内固定手术患者术后2~3天鼓励患者用双手撑起上半身，膝关节被动屈伸、床边坐起，以进行股四头肌肌力训练。骨折愈合后可扶拐下床练习行走。人工髋关节假体置换者，术后第二天即可练习床边坐起，术后1~3周扶拐下床练习行走，术后1~3月复查X线后，可考虑逐渐弃拐行走。